我らに麻酔の祝福あれ

人は痛みとどう向きあってきたか

監修　西川　望
訳　三枝　小夜子

Blessed Days of Anaesthesia

How Anaesthetics Changed the World

First Edition

Stephanie J. Snow

メディカル・サイエンス・インターナショナル

Authorized translation of the original English edition,
“Blessed Days of Anaesthesia: How Anaesthetics Changed the World”,
First Edition
by Stephanie J. Snow

本書は 2008 年に英文出版された Blessed Days of Anaesthesia: How Anaesthetics Changed the World の翻訳であり，オックスフォード大学出版局との契約により出版されたものである。

“Blessed Days of Anaesthesia: How Anaesthetics Changed the World”, First Edition was originally published in English in 2008. This translation is published by arrangement with Oxford University Press.

Printed and Bound in Japan

For DG - my greatest blessing

謝　辞

本書は、ウェルカムトラスト医学史研究奨励事業の一つとして、その厚い支援のもと、マンチェスター大学科学・技術・医学史センターにて執筆された。執筆にあたっては、多くの機関から長年にわたり貴重な助力をいただいた。ウェルカム医学史研究所、王立外科医師会、英国医師会、王立医学会、聖ジョージ病院、聖バーソロミュー病院、キングズ・カレッジ病院、ロンドン病院、王立無料病院、ロンドン市公文書館、ウェストミンスター医学協会、エディンバラ公文書館、グラクソ・ウェルカム社（現グラクソ・スミスクライン社）、麻酔史協会、ジョン・ライランズ大学図書館、リバプール医学研究所のスタッフには、本当にお世話になった。本書の準備にあたって私が特に参考にした資料は参考文献として巻末にまとめてあるが、私の研究や思想は、はるかに多くの医学史研究者やその他の研究者の研究や思想に支えられている。十九世紀の痛みの概念について私と議論してくれたルーシー・ベンディング、二十世紀の麻酔のさまざまな側面について助言してくれたピーター・ドルリー、ハロタンの発見に関する思い出を語ってくれたチャールズ・サックリング、『静脈注射を始める：麻酔』の詩の掲載を許可してくれたデヴィッド・ワッツには心から感謝する。エム・バーンズ、ピーター・ドルリー、ジョン・ピクストン、チャールズ・サックリング、メリエル・アンダーウッドは、本書の一部または全部を読んで、その思想や有益な批評により、本書に明快さと正確さを授けてくれた。なかでも、ことあるごとによいタイミングで助けてくれたエム・バーンズには特に感謝している。そして、オックスフォード大学出版局の編集者の皆さん。このプロジェクトを始動させることができたのはマーシャ・フィリオンの熱意のおかげであり、やり遂げることができたのは、レイサ・メノンとジェームズ・トンプソンの時宜を得た後押しのおかげである。最後になったが、私がいちばん感謝したいのは家族である。特に、イーヴィー、ヴェリティー、グウィンは、私の執筆を明るく寛容に見守ってくれた。

ステファニー・J・スノー
アウェイ・ホール

二〇〇七年十二月

序文

痛みは普遍的な経験だ。読者諸氏のなかで、頭痛や歯痛、あるいは関節炎や腰痛などの慢性の痛みに苦しめられたことが一度もないという幸運な人は、ほとんどいないはずである。われわれ西洋人は、多種多様な鎮痛薬や麻酔薬を入手することができる。治療で取り除くことのできない痛みもあるが、痛みに苦しむ人々の大半が、ある程度は治療の効果を感じることができる。今日では、麻酔なしで外科手術を受けなければならない患者はいないし、妊婦には常に分娩時の痛みを軽減する選択肢が与えられる。医学校では学生に、どの分野を専門とするにしても体の痛みをやわらげることが最も重要であると教えているし、各種の治療法の効果を証明する膨大な量の文献があって、エビデンスに基づく医療を可能にしている。

われわれの痛みの理解は、一八四〇年代に麻酔が使用されるようになるまでの医学を支配していた痛みの理解とは大きく異なっている。当時の臨床家は、患者の苦しみを軽くする方法を常に模索していたものの、痛みには生理的にも道徳的にも意味があると広く信じられていた。例えば、手術時の痛みには患者を刺激する効果があり、そのおかげで患者は手術のストレスに耐えられるのだとされていた。痛みの理解は十八世紀から変化しはじめていたが、手術時の痛みについての人々の考えは、麻酔が発見されるまでゆらぐことはなかった。読者諸氏は、一八四六年十月に米国のマサチューセッツ総合病院でウィリアム・モートンがエーテルの麻酔作用を実証した途端、すべての患者が痛みなしに手術を受けられるようになったと思われるかもしれない。けれども現実は違っていて、麻酔を使用するべきか否かという論争になった。そのため、英国では、一八四六年十二月から少なくとも一八六〇年代まで、手術の際に麻酔を使用するかしないかという選択があり、多くの患者が相変わらず手術の痛みや苦しみに耐えていたのだ。

麻酔は、ヴィクトリア時代の人々の痛みの理解に対して、根本的な疑問を突きつけた。痛みはなんのためにあるのだろうか？ 医学の力で苦痛を取り除くことと、苦痛は神によって与えられたというキリスト教の思想との折り合いをつけるには、どうすればよいのだろうか？ 医師や聖職者や作家は、こうした問題をめぐって激しい論争を繰り広げた。エーテルやクロロホルムは吸入した患者を死に至らしめるおそれがあったため、麻酔の問題は、医学的介入がもたらす利益と危険という、医学の最重要問題の一つとも深く関係していた。しかし、十九世紀の終わりには、麻酔は外科におけるごく日常的な業務の一つになっていた。手術時の痛みを取り除くという、一八四〇年代には革命的に思われたことが、ごく当たり前のことになったのだ。

私は本書で、この変化がどのようにして起きたかについて語りたい。まずは、エーテルやクロロホルムや亜酸化窒素（笑気）の麻酔作用の発見と、こうした物質を外科手術や分娩時や戦場で使用する危険性をめぐる論争についてお話しする。クロロホルムと犯罪、特に殺人との「黒い関係」についても明らかにするつもりである。本書には、連続ドラマの登場人物のような人々も多く登場する。一八四〇年代の亜酸化窒素とエーテルの麻酔作用の発見に関して重要な役割を果たした米国人のホラス・ウェルズ、チャールズ・ジャクソン、ウィリアム・モートンは、その後、誰が真の発見者であったかをめぐって長年にわたり泥沼のような争いを繰り広げることになった。ジョン・スノーはヨークシャー生まれの青年で、ロンドンで開業する一般医だったが、麻酔の科学的原理を確立し、麻酔吸入器の使用を推奨した。エディンバラのはやりの医師だったジェームズ・ヤング・シンプソンは、一八四七年十一月にクロロホルムの麻酔作用を発見し、ハンカチ一枚を使った単純な投与法を推奨した。ヴィクトリア女王は、一八五三年四月にクロロホルム麻酔を使ってレオポルド王子を出産し、麻酔の歴史に重要なエピソードを提供した。医学における最も重要な発見の一つである麻酔の歴史は、善きにつけ悪しきにつけ、このような人間ドラマに彩られている。

けれども、もっと深いところでは、麻酔の歴史は西洋人の痛みに対する姿勢の変化の物語であり、社会や文化に対して広範にわたる影響を及ぼした。麻酔は、患者の健康に悪影響を及ぼすことなく手術時の痛みを取り除けることを明らかにし、「痛みは外科手術にとって必要なものであり、一定の役割を担っている」という主張を徐々に突き崩していった。麻酔はこうして、十八世紀に始まった痛みに対する医学的および社会的な姿勢の変化を現実のものにした。体の痛みは避けることができ、避けなければならないという新しい考え方は、外科の世界から内科の世界へと広がり、慢性疾患の痛みや死に際しての痛みを一時的に除去することにも人々の目を向けさせることになった。麻酔は、医学を越えて人道主義の試金石となり、痛みに対する人々の嫌悪を大きくし、人間や動物に苦痛を与えることについての道徳性に人々の関心を向けさせた。一八六〇年代以降、公開処刑が廃止されて人目につかないところで死刑が執行されるようになったり、動物実験の残酷さを軽減することを義務づける法律が制定されたり、痛みに関するキリスト教の教義が修正されたりしたのは、決して偶然ではない。

十九世紀が終わりに近づいた一八九六年と一八九七年には、エーテルとクロロホルムの発見から五十周年を記念する行事が催された。医師たちは、麻酔が十九世紀の最も重要な発見の一つであることに賛同した。『タイムズ』紙は一八九七年に、外科医はもはや肉屋ではなく、麻酔の恩恵を受けて「精巧な道具を見事に使いこなし」、「生命や構造や機能を科学的に保存する」芸術家になったと断言した。これからジョン・スノーの物語を通して見ていくように、科学は麻酔法の確立に大きな役割を果たした。けれども、患者にとって最も魅力的だったのは、麻酔がきわめて人道的に苦痛を取り除いてくれたことだった。本書のタイトル『Blessed Days of Anaesthesia』は、チャールズ・ダーウィンの「the blessed days of chloroform（クロロホルムの恩恵を受けられるようになった時代）」という表現を借用している。それは、ほかの患者たちの感謝の声、例えば、ファニー・ロングフェローの「この時代が生んだ最大の恩恵」、チャールズ・ディケンズの「奇跡的で、慈悲深いもの」、ヴィクトリア女王の「この上ない喜び」などの言葉であってもよかった。エーテルやクロロホルムや笑気の吸入は死をもたらす危険性があったにもかかわらず、多くの患者がこうした麻酔薬をすすんで吸入し、生まれてきた頃よりはるかによい時代に自分たちは生きていると感謝した。われわれを含め、のちの世代の人々は、外科手術を受けるときに痛みがないのは当たり前だし、医師に頼めば、あらゆる技術と手段を駆使して痛みを和らげてもらえるものだと信じている。

麻酔法の確立は、痛みの理解を永遠に変えてしまった。外科手術が痛いのが当然だった時代を想像することは、われわれにはほとんど不可能だ。そして、二〇〇七年の『ブリティッシュ・メディカル・ジャーナル』誌の投票で、一八四〇年以降の医学における重大発明の第三位に麻酔が選ばれたことを意外に思うこともない[*1]。麻酔の歴史は、われわれ一人一人に影響を及ぼしている。「多くの人がみずから麻酔を経験するか、知り合いに麻酔を経験した人がいるようになるだろう」というダーウィンの言葉を否定する人は、ほとんどいないだろう。麻酔がどれだけ世界を変えたかをわれわれが知るためには、十八世紀の事情を少し知っておかなければならない。それは、痛みの理解が少しずつ変わりはじめた時代である。

＊1　ちなみに第一位は上下水道設備、第二位は抗生物質だった。

目次

第1章　夜明け前

ファニー・バーニーは痛みを知らないわけではなかった。一七七八年に英国で出版された『エヴェリーナ』という小説の作者として知られる彼女は、一七九四年十二月に息子アレックスを出産したあとに乳腺炎になり、「幸せな人生を送っている私でさえ、生きる望みを失うほど」の激しい痛みを経験したと記している。当時の彼女は、十七年後の自分が、乳房切除術の痛みをまともに味わうことになるとは予想だにしていなかった。彼女はその頃、夫のアレクサンドル・ダーブレーの祖国であるフランスで暮らしていた。パリで行われた彼女の手術の記録は、麻酔なしで手術を受けていた当時の患者たちがどんなに恐ろしい苦痛に耐えなければならなかったかを生々しく証言している。

最初の徴候は乳房の「小さな痛み」だった。彼女は医者に診せることを渋っていたが、ダーブレーは彼女の乳腺膿瘍の治療をした外科医のデュボワに相談した。デュボワの意見は、「不幸な結果を回避するために、ちょっとした手術が必要だろう」というものだった。ファニーはそのときの衝撃を、「手術の痛みやその他もろもろのことを思うと、恐怖と嫌悪感で、ほとんど何も考えられませんでした。私は、しばらくの間、混乱し、茫然としていて、恐怖さえ感じませんでした」と回想している。手術を回避したかった彼女は、痛みがいよいよ「鋭く、激しく」なってくると、ラレーという医師にセカンドオピニオンを求めた。ナポレオン軍での功績により男爵に叙せられたばかりのラレーは、彼女に新しい養生法を指示した。彼女の病状はやや改善したが、強い懸念を抱いたラレーは、解剖学者のリーブに相談し、さらに、最後の頼みの綱として内科医のモローにも相談した。しかし、その甲斐はなかった。医師たちの間で最後の話し合いが行われ、ファニーがその場に呼び入れられた。ラレーがソファーの後ろで小さくなっているのを見た彼女は、「すべての希望が失われた」ことを理解した。「私はそれが避けられないことを知ると、抵抗するのをあきらめました。…手術の判決が正式に下ったのです」。医師たちは、その手術が過酷なものになることを隠さなかった。デュボワは、「あなたは非常に苦しい思いをするでしょう」と警告した。リーブはファニーに、手術中に我慢しようとすると深刻な事態に陥るおそれがあるので、遠慮なく泣き叫ぶようにと指示した。デュボワもリーブも、いつ手術を始めるかは四時間前まで教えることはできないと言った。彼女が不安な気持ちで過ごす時間を少しでも短くするためだった。当時、自宅で手術を行うときには、家族が立ち会うことが多かった。しかし、ダーブレーは興奮しやすいため、医師たちは彼の立ち会いを拒否した。ファニーを怖がらせないようにするため、包帯、タオル、圧迫ガーゼは、彼女に内緒で自宅のクローゼットに詰め込まれた。ファニーは遺言状を書き、手術に立ち会ってもらう女性を二人指名した。

一八一一年九月三十日の朝、ファニーはラレーから二時間後に手術をすると知らせる手紙を受け取った。「一時までは支度ができません」と彼女は抗議したが、デュボワのほうが三時まで来なかった。ファニーは待った。「大量の包帯、圧迫ガーゼ、スポンジ、リント布*1が目に入ると、憂鬱な気分になりました」。ついに「黒い服を着た七人の男性」がサロンに入ってきた。デュボワの指揮のもと、部屋の中央にベッドの台と古いマットレスとシーツが用意された。ファニーはのちに回想している。「すべてのことで確信しました。私の身に危険が迫っており、この試みだけが私をその牙から救ってくれるのだと」。彼女はベッドに横になり、デュボワは彼女の顔に薄いハンカチをかけた。ハンカチ越しに、七人の男性と看護婦がベッドを取り囲んでいるのが透けて見えた。けれども、「研ぎ澄まされた小刀がギラリと輝く」のが見えると、彼女は「恐ろしい切開」が始まるのを見ていられずに目を閉じた。それは彼女に、「言葉にならないほどの恐怖と激烈な苦痛」を与えた。

私の乳房に恐ろしい小刀が切り込まれ、静脈や、動脈や、肉や、神経を切っていくとき、「泣き叫ぶのを我慢してはならない」という指示は必要ありませんでした。私は金切り声を上げはじめ、切開の間中、叫び続けました。―あのときの自分の声が、今も耳にこだましていないのが不思議なほどです！本当に、死ぬかと思うほどの激痛でした。…胸の骨にナイフが当たるのがわかりました。ゴリゴリとこそげています。…私は、もてる勇気のすべてを奮い起こして耐えました。身動きひとつせず、彼らの手を

*1　リンネルの片側を起毛させた柔らかい布で、包帯に用いた。

止めることも、抵抗も、抗議も、口を利くことさえしませんでした。…手術が終わると、彼らは私の体を持ち上げて、ベッドに寝かせてくれました。…善良なラレー先生の顔が見えました。私と同じくらい青ざめた彼の顔には、血が幾筋もたれていて、深い苦悩と、不安と、恐怖に近い感情が浮かんでいました。

ファニーは回復したが、この苦しい体験を文章にまとめたのは半年もたってからのことだった。彼女は姉のエスターへの手紙に、「これを書き直したり、読み返したりする勇気はありません。この思い出は、まだあまりにも苦痛なのです」と書いている[1]。

ファニーの手記からは、医師にとっても患者にとっても、手術が最後の手段だったことがよくわかる。問題は痛みだけではなかった。どんな手術も、出血と感染症の危険があり、生命の危機を伴っていた。患者をそのような危険にさらすことは、手術以外の万策が尽きたときに初めて正当化される。十七世紀の日記作家サミュエル・ピープスが、一六五八年に膀胱結石を取り出す手術（切石術）を受けることを決意したのは、それが「いつまでたっても治らない、危険で、激しい痛みを伴う病気と、低い身分と貧困」から逃れる唯一の方法であったからだ[2]。彼は、自分がこの手術で命を落とさなかったのがどんなに幸運なことであったかをよく知っていた。そして、取り出された結石を特製の箱に入れて保管し、その後は毎年、「手術記念日」を祝った。

十八世紀から十九世紀前半にかけて、解剖学の知識と外科の手技は長足の進歩を遂げたが、手術は依然として危険な仕事だった。大手術には、切断術、ヘルニア手術、卵巣切開術、切石術、穿孔術（頭蓋骨に孔をあけて、脳を覆う硬膜を傷つけることなく損傷部位や病変部位を摘出する手術）があり、小手術には、ポリープ切除術や直腸瘻孔閉鎖術など、さまざまなものがあった。しかし、ほとんどの外科医はめったに手術をしなかった。例えば、一七二五～一八二一年にアムステルダムで行われた切石術の件数を平均すると、一年に四例未満であった。その死亡率は二十パーセント前後と高く、大きな危険を伴っていたことがわかる。ロンドンの大規模な有名病院でも、大手術は毎月数例しか行われていなかった。例えば、ユニヴァーシティー・カレッジ病院の外科医ロバート・リストンは、毎月二、三例しか手術をしていなかった。プリマスの英国王立海軍病院の外科医スティーヴン・ハミックも、二十年間のキャリアを通じて、切断術は毎月二例未満しか行っていなかった。

入念な立会い診察の慣習ができたのは、外科手術の危険があまりにも大きかったからである。立会い診察には、外科手術以外のすべての治療法を受ける機会を患者に与えるという意味のほかに、外科手術に踏み切るという外科医の判断に問題がないことを保証するという意味もあった。手術に動揺した医師はラレーだけではなかった。聖バーソロミュー病院の外科医ジョン・アバネシーは友人に、手術室に歩いていくときには「絞首台に向かう」ような気持ちになると打ち明けている。特に悲惨な手術のあとには、涙を流したり、嘔吐したりすることもあったという。ミドルセックス病院の外科医チャールズ・ベルは、「不安な気持ち」や「言葉にできない苦悶」を兄に語った。彼の同僚で、同じく外科医のジェームズ・アーノットは、そうしたときのベルは、「避けようのない悪を直視しなければならない人のように気乗りのしない様子」だったと記している[3]。

手術の痛みは、何世紀も前から外科医を悩ませ、彼らをさまざまな実験に駆り立てた。十八世紀の終わりにはロンドンの外科医ジェームズ・ムーアが、患者の腕や脚を切断する前に、その付近を鉄製の重い締め具で圧迫する方法を考案した。神経を圧迫すれば、痛みを軽減できるのではないかと考えたのだ。しかし患者たちは、この圧迫器具が引き起こす感覚は手術に匹敵するほど苦痛だと不平を言った。一八一三年には、ロンドンのジェームズ・ウォードロップが、極度に神経質な若い女性患者の頭部にできた腫瘍を除去するため、わざと出血させて意識を失わせてから手術を行った。手術は成功し、ウォードロップは医学生にこの方法を教えたが、ほとんどの外科医は、患者が意識を失って、痛みを感じない状態にあるときに手術をするのは危険だと考えていた。痛みは、生命を維持するために必要な刺激であり、手術という大きなストレスにさらされている身体を保護する役割があると信じていたからだ。もちろん、激しい痛みや出血により患者が手術中に失神してしまうことはときどきあった。しかし、意図的な鎮静は、手術の危険を大きくすると信じられていた。同じ理由から、アルコールやアヘン剤もあまり使用されなかった。手術前や手術中に少量投与されることはしばしばあったが、意識を失うまで投与するのは危険だと考えられていた。アルコールもアヘン剤も、患者の心を落ち着かせることはできなかった。ほとんどの外科医にとって、これは大問題だった。恐怖も、不安も、その他のさまざまな感情も、患者の心から生まれてくるからだ。

とはいえ、ファニーの治療に当たった医師たちが確実に痛みを取り除く手段をもっていたら、彼らはそれを提案していただろうし、彼女はそれを受けていただろう。臨床医は常に患者の痛みを取り除く方法を考えていたが、古典医学理論における痛みの理解は、今日とは大きく違っていた。紀元前四世紀にギリシャで始まった古典医学は、十九世紀まで西洋医学の主流をなしていた。古典的な身体観では、人が健康でいられるか病気になるかは、血液、粘液、胆汁（黄胆汁）、黒胆汁という四種類の体液のバランスによって決まるとされていた。四種類の体液は、体内で固有の生命維持機能を担っている。体液のバランスには個人差があり、これによって体質や性格が決まってくる。人の身体的な特徴や気質は、どの体液が優勢かで説明された。例えば、血液が多い多血質の人は赤ら顔でせっかち、粘液が多い粘液質の人は肌が青白くて冷酷であるとされた。十四世紀に書かれたチョーサーの『カンタベリー物語』に登場する巡礼者をみても、多血質のフランクリンは肉とワインに目がなく、粘液質のリーヴは異常に痩せている。

体液の自然なバランスが保たれているときには健康でいられる。そして患者はしばしば、体液のバランスを正常に保つための養生法を医師に求めた。病気は、体液のバランスが崩れることによって起こるので、食事や運動などの生活習慣の改善や治療により、体液のバランスをもとに戻すことで治癒する。胆汁が過剰になると炎症が起こり、血液が過剰になると熱が出る。有害な体液や過剰な体液は、嘔吐のほか、瀉血や催吐薬の服用によって体外に排出させる必要がある。体液論は人間のすべてを要約する理論だった。身体の症状と精神の症状は区別されなかった。医師は、患者の発熱や発疹に目を配るように、その精神状態に目を配っていた。患者の治療方法を協議する際には、その患者がどんな人物であるかに注目した。医学理論として個々の疾患について記述することはあったが、臨床医も患者も、健康や病気は個人的な経験であり、個人差があると強く信じていた。痛みも体液のバランスが崩れるときに現れると考えられており、痛みを体の外へ出すために瀉血などの治療が行われた。痛みは、局所的に扱うべきものではなく、健康が損なわれた状態や病気の一般的な指標であると理解されていた。

十七世紀半ば以降、神経系が注目されるようになり、神経と筋肉の生理学という新しい研究分野が誕生した。スイスの医師アルブレヒト・フォン・ハラーは、神経と筋肉の働きを区別して、神経には刺激を感知する「感受性」が、筋肉には刺激に対して収縮する「被刺激性」が備わっているとした。エディンバラのロバート・ホワイトは、感受性が神経にあることを確認し、反射は脊髄と脳にある無意識の感覚原理によって誘発され、これが筋肉を刺激して運動を引き起こすと説明した。彼の研究は、脳の機能が重視されるきっかけとなった。脳はのちに、麻酔過程を理解するうえで欠かせない部位となる。

十八世紀末になると、エディンバラ大学の教授であるウィリアム・カレンをはじめとする医師たちは、神経系は健康と病気を理解するための鍵であると確信するようになった。カレンは、「人体に起こる病気のほとんどすべてが『神経性』であると言ってよい」と主張した[4]。感受性には個人差があり、神経が刺激を受容し伝達する能力と、筋肉の被刺激性に応じて変わってくるとされた。

病気は、被刺激性（興奮）のバランスの乱れによって説明されるようになった。身体が健康的に機能するためには、適度な「興奮」が必要であり、これが少なすぎても、多すぎても、身体のバランスは狂ってしまう。臨床医たちは、体液論で確立された対立の図式に従い、自分たちの治療によって身体のバランスを回復させると説明した。彼らは、過度に興奮した患者には、瀉血を行ったり催吐薬を投与したりして抑制し、消耗した患者には、アヘン剤やアルコールや電気ショックなどの刺激を与えて興奮を呼び戻そうとした。一部の患者は、この新しい概念が大いに気に入った。ある患者は、「今のところ熱はない。頭痛と消化不良がある。最近、自分は神経過敏だと確信した」と記している[5]。

感受性の新しい波は、十八世紀のローレンス・スターンやサミュエル・リチャードソンらの文学にも影響を及ぼした。スターンの荒唐無稽な小説『トリストラム・シャンディ』のページを埋めつくす登場人物は全員、その心のおもむくままに外界とかかわっている。哲学者や政治家は、道徳や社会構造は、理屈ではなく感覚から理解できると主張しはじめた。スコットランドの哲学者デヴィッド・ヒュームが一七四二年に出版した『道徳・政治・文学論集』では、人間が向上するための前提として、繊細な感受性をはぐくむことが重要であると強調されている。ヒュームは、人間の思慮は「置時計や腕時計に喩えることができる。だいたいの時刻を知りたいなら、一般的な時計で十分だ。しかし、分単位、秒単位の精度で時刻を知り、わずかな時間の経過を計るには、きわめて精巧な時計が必要だ」と述べている。そして、思慮深い人は、「自分が楽しんでいる概念が、一般の人々にはまったく理解されないことを敏感に感じている」ため、少数の選ばれた人々との付き合いしか楽しめなくなるとした[6]。感受性の強さが文化的洗練の尺度のようになるにつれ、人間の肉や骨は、どんどん痛みに弱くなっていった。

十八世紀半ば以降、英国でアヘン剤の使用が激増したことは、痛みに対する人々の感受性が強くなったことを示唆している。医師たちは、それまでとは違った方法で痛みに対処するようになった。何世紀もの間、死はスピリチュアルな経験であり、生涯の最期の数時間から数日間の苦痛は、罪をあがない、神のもとで永遠の命を得るために耐えなければならないものとされていた。患者の身体的要求にも注意は払われていたものの、ケアの中心となったのは、患者の告解を聞き、赦しを与える聖職者だった。アヘン剤の使用が広まると、臨終を迎える患者の枕元に医師が付き添うことが増えた。アヘン剤はケアの一部となり、医師たちも患者の手をとり、慰めの言葉をかけるようになった。とはいえ、宗教が患者の枕元から遠ざけられたわけではなく、医学が宗教を支えるようになったとみるべきである。痛みの除去は、患者が自分の肉体に気を取られることなく現世の問題を解決する機会を与えたのだ。ウェールズ人の内科医ジョン・ジョーンズは、一七〇一年に『アヘンの謎の解明』を出版し、アヘンは「人の心を明るく、朗らかに、晴れやかにする。…冷静に、機敏に、効率よく仕事をこなせるようにする。…気力や勇気を奮い立たせ、大胆にさせる。…悲嘆、恐怖、不安、不満、苛立ちを取り除く。…心を満たし、寛大にし、安らぎを与え、落ち着かせる」などの長所をもつと明言した。分娩時の痛みは神により定められたものであり、女性はその痛みに耐えなければならないという信仰も薄れていった。一部の医師は、分娩する妊婦にアヘン剤を投与しはじめたが、おそらく現実または想像上の反対を恐れて、広く宣伝することはなかった。

アヘン剤の使用が広まるにつれて、依存も増えた。ロマン派の詩人サミュエル・テイラー・コールリッジは、歯痛と神経痛をきっかけにアヘン剤を服用しはじめ、やがて、アヘンがもたらす快感を求めて依存症になった。アヘン中毒は彼の結婚生活を破綻させ、詩人仲間であるウィリアム・ワーズワースとの関係も壊し、ついには彼自身を死に至らしめた。トマス・ド・クインシーが自らのアヘン依存について詳細に記した一八二一年の『阿片常用者の告白』はベストセラーになった。老いゆく人々に若さと可能性を取り戻させるように見えたことも、アヘンが人々を引きつけた理由の一つだった。

アヘン剤の使用が増えたことで、本当に、世の人々の痛みに対する抵抗力が弱くなったのかどうかはわからない。それでも、「痛みには固有の役割があり、治癒の過程になくてはならないものである」という古い理解とはまったく異なる新しい理解がヨーロッパ全土に広まったのは確かだった。十九世紀初頭のナポレオン戦争は、英国とフランスの政治的・軍事的な溝を深めたが、痛みに耐える力をしだいに失っていったという点では、両国はよく似ていた。フランスのアヘン剤の輸入量は一八〇三〜〇七年までの間に五十パーセントも増加した。

啓蒙時代の楽観的な人々にとって、医学は完璧さを探究するうえで欠かせない分野だった。病気と新しい治療法の知識は、「素晴らしき新世界」の強力な道具になると思われた。英国の政治的急進派の化学者ジョゼフ・プリーストリーが始めた新しい気体化学は、革命的な治療法を約束した。プリーストリーが一七七四年に初めて単離し、マウスが最初に吸った新しいガスは、のちに「酸素」と呼ばれることになる。彼は、新しいガスを自分でも吸入してみて、「しばらくの間、非常に軽快に、楽に感じる」ことを知った[7]。古代ギリシャの医師ヒポクラテスは、沼地やよどんだ水などの自然環境から発生する瘴気が健康に悪影響を及ぼすと考えていた。十八世紀の医師たちは、空気のよさを非常に重視するようになった。スコットランドの軍医ジョン・プリングルは、兵舎で熱病や壊血病が蔓延するのは、近くにある沼地の腐敗したような空気と関連があると考えていた。人々は当然、プリーストリーの発見した吸入可能なガスを病気の治療に用いることを考えはじめた。トマス・ベドーズはこの「気体医学」を試して、各種のガスが身体の状態をどのように変えるか検証しはじめた。

シュロップシャーの裕福な製革業者の息子として生まれたトマス・ベドーズは、オックスフォード大学に進学し、その後、ロンドンとエディンバラで医学を学んだ。彼はオックスフォードで化学の講師となり、プリーストリーが「各種のガス」の研究をしていた時期に同様の研究を行っていたフランスのアントワーヌ・ラヴォワジェが始めた新しい化学に傾倒していった。ベドーズは、人権と思想の自由を熱烈に信奉し、ジョゼフ・プリーストリー、エラズマス・ダーウィン、ジョサイア・ウェッジウッド、ジェームズ・ワットなど、バーミンガムの「ルナ・ソサエティー」のメンバーと親しくなった。しかし、フランス革命のあと、英国とフランスの間で戦争が始まると、有名な急進派は保守派の市民から敵視されるようになった。一七九一年のバーミンガム暴動では、プリーストリーの自宅や庭園や研究室が襲撃された。彼の実験器具は破壊され、書物や原稿は燃やされた。「あとで聞いたところによると、暴徒は私の巨大な電気装置を燃やそうとして大いに骨を折ったが、うまくいかなかったという」[8]。ベドーズの啓蒙主義的な理想はオックスフォードとも相いれず、彼は大学を辞め、一七九三年にブリストルに引っ越した。当時のブリストルは政治的急進派の拠点になっていて、彼はそこで自分の夢を実現しようとした。それは、酸素のような新しいガスを使って、結核などの病気を治すことである。引っ越しから一年もしないうちに、ベドーズはアンナ・エッジワースと結婚した。彼女はルナ・ソサエティーの仲間リチャード・ラヴェル・エッジワースの娘だった。二人の結婚は友人たちを驚かせた。陽気で、華やかで、機知に富むアンナは、辛辣な物言いをするベドーズとは正反対だったからである。しかし、彼女はベドーズの政治活動や小冊子の出版を献身的に支えた。ルナ・ソサエティーは、プリーストリーの研究のために資金や設備を提供したように、ベドーズの夢をかなえるために全面的に援助した。『ブリストル・ガゼット』紙一七九九年三月二十一日号は、結核、喘息、中風、浮腫、性病などの不治の病を治療する新しい気体医学研究所が設立されたと伝えている。そこで行われる治療は、苦痛も危険も伴わないとされていた。ベドーズの気体医学研究所は、おもにルナ・ソサエティーからの寄付金によって運営され、診療は無料だった。ここはやがて、ロバート・サウジーやサミュエル・テイラー・コールリッジなどのロマン派の詩人や、デーヴィーズ・ギディー*2などの急進派のたまり場になった。

実際のところ、ベドーズは貧しい人々を実験台にして、新しい治療法を開発したいと考えていた。この治療法は、彼自身の体験を原理的根拠にしていた。ベドーズは、数か月にわたって酸素を吸入していたところ、体重が減少し、顔が紅潮し、鼻血に悩まされるようになったのだ。これらは結核の典型的な特徴である。そこで彼は、酸素を過剰に吸ったことが結核の症状を出現させたと考えた。彼はまた、壊血病は酸素の不足によって起こると信じた。特定の種類のガスを吸入して体内にある空気の組成を調整するという治療法は、論理的であるように思われた。ベドーズは、研究所の運営を手伝わせるため、ハンフリー・デーヴィーという若い化学者を雇い入れた。デーヴィーはのちに、その時代で最も有名な化学者になるが、研究所にやってきた当初は十分な訓練を受けていなかった。彼は、母親への手紙のなかで、新しい雇

＊2　のちにデーヴィーズ・ギルバートと名乗るようになり、王立協会会長となった。

い主を「人並みはずれて背が低く、太っています。物腰は上品さに欠けていて、その非凡な才能や科学的知識は、外見にはまったく表れていません」と評している[9]。けれどもデーヴィーは、生命現象を支えているのは化学であるという信念をベドーズと共有していた。彼は、気体医学研究所に来る前は熱と光の性質を研究していたが、その研究の基礎にも同じ信念があった。ベドーズのもとで「病気のカタログ」の治療法を探し求めるデーヴィーが調べたガスの一つが「亜酸化窒素」だった。

一七七〇年代にプリーストリーによって単離されたこのガスは「燃素を欠く窒素性の空気」と呼ばれ、これを調べたニューヨークの化学教授サミュエル・ミッチルは、この「酸化窒素のガス」を吸入した者は死に至るだろうと示唆した。したがって、デーヴィーがその組成、性質、生物への作用を調べようと計画したのは、きわめて大胆なことだった。デーヴィーは、亜酸化窒素について一連の化学実験を行ったあと、これを動物に投与することにした。亜酸化窒素は神経系にどのような影響を及ぼすのだろうか。温血動物と冷血動物では、影響に差はあるのだろうか。彼は、亜酸化窒素は呼吸を通じて血液の中に入り、体内をめぐるのだろうと考えた。亜酸化窒素を満たした瓶の中にトカゲを入れてみると、ひっくり返って「死んだように」なったが、浅い水の中に入れてやると回復した。デーヴィーは、亜酸化窒素を吸ったトカゲが死んだようになる前に、一時的に、普段より活発に動き回ることに気がついた。彼は、ウサギ、ネズミ、魚、ハエ、カタツムリ、ミミズでも同様の実験を行い、いずれも興奮状態になったあとに不活発状態になることを確認した。

亜酸化窒素を吸ってもすぐに死ぬわけではないと確信したデーヴィーは、自分でこれを吸入してみた。

「それが危険な試みであることはわかっていた」と、彼は記している。苦痛を感じるかもしれないし、気分が悪くなるかもしれない。最初に吸入した時、彼は酒に酔ったような感じになり、その脈拍は上昇した。翌日、再び吸入してみると、今度は亜酸化窒素の「驚くべき作用」を経験した。彼の筋肉は静かに張りつめ、胸から四肢にかけて、「非常に快い、わくわくするような感じ」が広がった。亜酸化窒素の影響下では、色褪せた世界が極彩色に変わって見えた。聴覚も敏感になった。「高揚感はいよいよ高まり、筋肉には力がみなぎり、私はついに、抑えがたい活動への欲求に身を任せた」という。この時から、デーヴィーは亜酸化窒素の研究にのめり込んだ。彼は、亜酸化窒素の吸入量や吸入時間を変えたり、実験を行う時刻を変えたりして、脈拍、睡眠、感覚への影響を記録した。ワインを一本飲んだあとや、食後にも試した。一日に三回も四回も吸入したこともあった。彼は、亜酸化窒素が少しの痛みを軽減することに気づいた。またある時は、「きわめて鮮明な観念を伴う、荘厳な感情」を経験した[10]。彼は、友人や、研究所を訪れた客に、この新しい世界を経験してみるように促した。亜酸化窒素を吸入してみたロバート・サウジーは感激して、このガスは医療に革命を起こす代わりに「愉悦に満ちた狂乱」をもたらし、人間の感覚に革命を起こしたと言った[11]。

亜酸化窒素がもたらす感覚は、啓蒙時代の知識人の自己意識を煽りたてたが、その体験を言葉にするのはほとんど不可能だった。デーヴィーの親友で、被験者としてこの実験に協力したジェームズ・トムソンは、どうすればこの「新しく特異な感覚」を既存の語彙の制約のなかで第三者に伝えることができるだろうかと、途方に暮れた*3。ジョサイア・ウェッジウッドのような懐疑的な人々も、亜酸化窒素の力の虜になった。彼は、自分が「空気より軽く」なり、「天井まで浮き上がって」しまいそうな、「非常に不思議な感覚」を経験したと記している[12]。中毒になりそうだと感じた人もいた。J・トービンは、「私は猛烈な勢いで吸入し続けた。息ができなかったからではなく、このガスをもっと吸いたいという欲求からである」と認めている。スティーヴン・ハミックは、亜酸化窒素の入った袋がもたらす感覚に夢中になり、デーヴィーが袋を取り上げようとするのを拒んだ[13]。デーヴィー自身も、袋を見るだけで亜酸化窒素を吸いたくなったという。

アヘン中毒は当時、大きな問題になっていた。アヘンを常用していたサミュエル・テイラー・コールリッジは、アヘン中毒者は、ひどい抑うつ状態に苦しめられるようになるが、亜酸化窒素にはそうした不快な副産物がなく、「これまでに経験したことのない純粋な喜び」の記憶だけを残してくれると書いている[14]。化学物質に自然界との結びつきを強化する力があるという概念は、啓蒙哲学となじみやすかった。しかし、病気の治療という観点からは、亜酸化窒素には特筆すべき効果はなかった。フランス革命と、フランス生まれのものすべてに対する保守派の嫌悪は、気体化学やメスメリズム（後述のように、これを利用して外科手術の痛みを軽減する実験も行われた）のような急進的な研究を、社会に混乱をもたらす危険な行為と決めつける風潮を生んだ。デーヴィーもこの変化を感じとっていて、一八〇〇年六月には、亜酸化窒素に関する研究記録の最後の数ページに、興奮性に関する通説は、「おそらく間違った一般化のうえに成り立っている」と落胆した様子で記している。そして、異常な活動の種類は「無限にあり、それぞれの臓器に固有のもの」と考えられ、全身に作用する物質の力を超えていると結論づけた[15]。

気体医学研究所は転機を迎えようとしていた。化学者として注目されるようになったデーヴィーは、気体医学研究所を辞めてロンドンの王立研究所に移った。ベドーズは、ブリストルで流行した発疹チフスの治療に追われ、貧しい病人を救うために、気体医学研究所を予防医学研究所につくり変えた。万能薬として期待された気体化学は、保守主義の夜明けの冷たい光のなかで、その輝きを失った。

デーヴィーは、ガスが身体の状態を変化させることを証明した点で、麻酔の歴史に重要な役割を果たしたといえる。彼が亜酸化窒素を麻酔薬として利用する可能性にまで思いが至らなかったのは、さして意外ではない。彼の思想は、十八世紀の身体理解のうえに成り立っていたからだ。一七九〇年代の神経系の理解では、生命を危険にさらすことなく感覚を一時的に失わせるという可能性を想像することはできなかった。感受性と被刺激性との関連や相互依存は、あまりにも複雑だった。痛みは身体機能に必須のものであり、治癒の過程に欠かすことはできないと考えられていた。デーヴィーは、身体に備わった各種の機能のうち、最後まで残るのは感覚であろうと考えていた。彼にとって最大の恐怖は生きたまま埋葬されることであり、自分が死んだときには十日たってから埋葬してほしいと兄弟に頼んでいたほどだった。デー

＊3　原著では、ジェームズ・トムソンが語彙愛好家で、『語彙辞典』を執筆した、とあるが、これを執筆したのはピーター・マーク・ロジェ（一七七九〜一八六九）である。ロジェもデーヴィーの亜酸化窒素を吸入して、同じように「言葉が見つからない」とコメントしている。

ヴィーが外科手術の痛みの軽減に亜酸化窒素が使えるかもしれないと思いついていたら、絶対に試してみていたはずだ。彼は、出血量の少ない外科手術に亜酸化窒素を使うことを提案しているが、これは、亜酸化窒素の興奮作用に着目したもので、手術のストレスで衰弱した患者に少量のアヘン剤やアルコールを投与して元気づけるのと同じ発想だった。生理学が痛みの問題になんの解決も与えなかったのとは対照的に、社会における痛みの役割の基礎となる哲学は、確実に変化しはじめていた。

キリスト教神学では、痛みは、エデンの園でイブが神の言いつけに背いた罰として人類にもたらされたものであるとして、非常に重視されていた。けれども人々は、何十世紀もの間、身体の苦痛を甘受しつつ、それを軽減する方策を模索してきた。十八世紀になると、痛みに対する考え方が、社会的にも医学的にも大きく変化した。啓蒙哲学に加えて、感覚を重視し、苦痛を軽減しようとする風潮が、ヨーロッパ全土に広がっていった。道徳は再編成され、感受性がその核心におかれるようになり、奴隷、動物、受刑者、子どもなどの弱者に目を向けた改革が進められた。その基礎には、神経系を外界との主要なインターフェースとして見る、新しい生理学があった。

英国では一七八〇年代に、ウィリアム・ウィルバーフォースらが奴隷貿易廃止運動を始めた。オーストリアでは、マリー・アントワネットの兄にあたる皇帝ヨーゼフ二世が農奴制と死刑制度を廃止した。感受性は文化的洗練と同一視された。奴隷貿易禁止協会のためにジョサイア・ウェッジウッドが製作した黄色いジャスパーのメダルには、「私は人間ではないのか、兄弟ではないのか?」と問いかける黒人奴隷の姿が描かれていた。どの人種も（多少の差はあるが）痛みを感じるという新しい認識は、動物にも拡大された。英国は、中世からずっと暴力的で血なまぐさい娯楽で悪名高かった。祭日には、あらゆる世代の人々が、「牛いじめ」、闘犬、「熊いじめ」[*4]、闘鶏、拳闘を楽しんできた。十七世紀の日記作家ジョン・イーヴリンは、ロンドンのバンクサイド地区サザックにある有名なパリガーデン熊園の近くを通りかかったとき、牛に空高く突きあげられた犬が、桟敷席に座った女性の膝の上に落ちるのを見たという。彼はこうした娯楽を「野蛮で残酷な所業」として毛嫌いしていたが、そうした感覚をもつ人は、当時は少数派だった。ピューリタンは熊いじめをやめさせようとしたが、『英国史』を執筆したトマス・バビントン・マコーレーによると、その理由は、熊に苦痛を与えるからではなく、観衆に快楽を与える点で好ましくなかったからだという。

動物を虐待する見世物に嫌悪を感じることは、倫理的に、ごく自然なことのように思われるかもしれない。しかし、その基礎には、「動物も人間と同じように苦痛を感じる能力をもっている」という認識がなければならない。ヒトであれ、それ以外の哺乳類であれ、昆虫であれ、生物の体は同じ解剖学・生理学のダイナミックな枠組の中で機能しているのであり、体を損傷されれば苦痛を感じる。これは、理性、言語、魂をもつヒトは、ほかの生物よりも高等であるとする従来の考え方に異議を申し立てる思想だった。

＊4　牛いじめと熊いじめは、逃げられないようにした牛や熊に猛犬をけしかけて殺す見世物。動物を使ったこうした見世物を行う場所は「熊園」と呼ばれた。

英国国教会の牧師ハンフリー・プリマットは、動物が苦痛を感じることについて、早い時期から意見を述べている。彼は、一七七六年に出版した『獣に対する慈悲の義務と残酷さの罪について』という論文で、「ヒトにとっても獣にとっても、痛みは痛みである。ヒトであれ獣であれ、痛みを感じる生物は、痛みが続くかぎり苦しむのであり、それは不幸なことである」と主張した。彼は、その論拠として、聖書の記述を多く引用している。肌の色や種の違いを理由に、ほかの生物を奴隷にしたり虐待したりすることは許されない。感受性は、すべての生物がもっている。動物は「ヒトと同じように痛みに敏感である。動物とヒトは、同じ神経系と感覚器官をもっている」とプリマットは主張した。彼の見解は支持を広げていった。ドーセットの牧師ジョン・トゥーグッドは、一七九〇年代に出版した自分の説教集に、プリマットの論文の一部を補遺として付けた。これを「教区民のための『告解の三日間』の贈り物」としたトゥーグッドは、明らかに祭日の動物いじめの伝統について人々に考え直させようとしていた。プリマットの主張はのちに、動物と苦痛をめぐる論争の基礎となった。哲学者ジェレミー・ベンサムは、一七八九年に出版した『道徳と立法の諸原理序説』において、動物をめぐる道徳的な問題は、「彼らには理性があるのか、話せるのかという点ではなく、彼らは苦しむのかという点にある」とした。そして、「感受性をもつすべての生き物を法律によって保護しない理由があるだろうか？ いつの日か、呼吸をするすべてのものが、人道にかなった扱いをされる時代がくるはずだ」と主張した。ベンサムにとって、道徳的行動と立法を決定する鍵は「感覚」だった。

自然は人類を苦痛と快楽という二つの支配者の下においた。苦痛と快楽だけが、われわれの義務を示し、われわれの行為を決定することができる。彼らの王座の一方には善悪の規範が、他方には因果の鎖が結びつけられている。彼らはわれわれの行為、会話、思想のすべてを支配している。

啓蒙時代の申し子であるベンサムは、多くの哲学者の影響を受けていたが、なかでもジョン・ロックとデーヴィッド・ヒュームの影響が大きかった。彼は、化学実験について文通していたプリーストリーからも影響を受けたと言っている。「私の唇に、『道徳と法律の基礎は、最大多数の最大幸福にある』という神聖な真実を語ることを最初に教えたのはプリーストリーだった」。ベンサムが提唱した幸福の計算法は、十九世紀のジョン・スチュアート・ミルらの哲学者が発展させた自由と国家の概念に大きな影響を与えた。

一八〇〇年代から、脳の解剖学と生理学の新しい研究が行われるようになり、従来の感覚の理解を変えはじめた。英国の医師チャールズ・ベルとフランスの生理学者フランソワ・マジェンディーは、一八一〇年代に、脳の各部位は特異的な機能を担っているとする理論を確立し、感覚と運動が異なる神経を介して伝わることを示した。一八二四年には、フランスのマリー・ジャン・ピエール・フルーランが、ハトを使った一連の実験から、機能の特異性を実証した。ハトの大脳半球を左右ともに損傷させると失明するが、一方の大脳半球を損傷した場合には反対側の目が見えなくなることを明らかにしたのだ。身体機能が脳の特定の部位に依存しているという知見や、呼吸や循環などの過程が独立に機能するという知見は、のちに、麻酔過程に関する科学の基礎となった。けれどもこの時点では、脊髄ではなく脳内の神経中枢が感覚を制御しているという知見は、一部の外科医に外科手術の痛みについて違った考え方をさせることになった。

シュロップシャーの外科医ヘンリー・ヒル・ヒックマンは、一八二四年に出版した仮死状態についての論文のなかで、「どんなに優秀な外科医でも、どんなに切迫した状況でも、手術の激痛を知りながら、その恐怖におののかない者はいない」と述べている[16]。当時、仮死状態は、窒息、すなわち酸素が欠乏した状態の一種と考えられていた。それは、死に非常に近い状態であると認識されていて、医師たちは十八世紀末から仮死状態の患者に蘇生術を用いていた。ヒックマンは、大きな手術を受ける患者の不安と苦痛の両方を軽減したいという心からの願いに突き動かされ、「二酸化炭素を吸入したときに陥る『不活発状態』を、一時的な無感覚状態として、手術に利用できるのではないか？」という自らの仮説を検証することにした。彼は、仔イヌ、ウサギ、ネズミに二酸化炭素を吸わせ、その呼吸が止まってから脚や耳や尾を切断し、傷口の手当てをして、動物が徐々に意識を取り戻すのを見守った。彼は、動物の出血や回復の速さを注意深く記録したが、なにより印象的だったのは、メスを使っているときに動物が痛みを感じていないように見えたことだった。

ヒックマンは、当時の医学界の大物に知り合いはいなかったが、近くのダウントン城に、王立協会会員のトマス・アンドリュー・ナイトが住んでいることは知っていた。ナイトは、地元では、メリノ種とライランド種をかけ合わせたヒツジで賞を取ったことで知られる名士で、その専門を植物や野菜の発育生理学まで広げていた。ヒックマンはナイトにこの実験について説明する手紙を書き、小冊子を作った。この小冊子は大反響を呼んだと思われるかもしれないが、実際には、誰も興味を示さなかった。それでもヒックマンは研究を続けた。一八二八年にはフランスに渡り、自分の研究について考えてみてほしいとシャルル十世に嘆願も行った。フランス医学アカデミーはこの研究について議論し、ファニー・バーニーの手術を行った外科医ラレーもこれに興味をもった。しかし、なんの動きもなかった。ヒックマンは英国に戻り、一八三〇年に三十一歳の若さで死去した。彼のアイディアが受け入れられなかったのは、おそらく、痛みの本質的な意味について、従来の理解とはかけ離れた考え方をしていたうえに、致死性のガスで意識を失わせ呼吸を停止させた状態が、手術に利用するには、あまりにも死に近づきすぎているように思われたからだった。

二酸化炭素は、さまざまなガスの研究をしていたジョゼフ・ブラックにより一七五〇年代に単離された。それまでも、炭鉱夫たちは立て坑の底に「悪い空気」があることをよく知っていた。また、二酸化炭素が自然に発生している場所としては、イタリアのナポリのはずれのアニャーノ湖という火口湖が有名だった。一八一八年にこの地方を訪れたL・シモンは、「名高い『犬の洞窟』は、むき出しの、もの悲しい湖岸にあった」と記している[17]。洞窟の名前は、観光客にガスの作用を示すために、哀れな犬たちをここに入れてみせたことに由来している。新しい生理学を知らない人々にとって、そこで起きたことは魔法のように見えただろう。ある観光客は、犬の様子を次のように記している。

犬はたちまち動かなくなる。死んだか、気絶したかのように倒れ込む。四肢は痙攣している。やがて、心臓と動脈の拍動もかすかになり、生命の徴候はほとんどなくなる。あと少しそのままにしていたら、完全に死んでいただろう。…しかし、タイミングよく洞窟から出し、外気の中で寝かせておくと、まもなく息を吹き返す[18]。

この洞窟は、ベデカーの一八九三年版のイタリア旅行ガイドにも載っている。

二酸化炭素は、地理学やその他の科学分野では専門家の興味を引いたが、娯楽としては、「笑気」の別名をもつ亜酸化窒素のほうが圧倒的に人気があった。ロンドンのストランド街にあり、ガイドブックに「メロドラマとドタバタ喜劇の殿堂」と紹介されていたアデルフィ劇場では、一八二〇年代には、ムッシュ・アンリのショーが好評を博していた。そのプログラムには、ムッシュ・アンリが、「ガスを使った、これまでになく興味深い実験」を行い、そのガスの「素晴らしい効果」で観客を大爆笑させると書かれている[19]。このショーは、化学とドタバタ喜劇の不思議な混合物だった。ドイツ系スイス人の化学者で、のちに綿火薬とオゾンを発見することになるクリスティアン・シェーンバインは、このショーの様子を記録している。

緞帳《どんちょう》が上がると、キラキラ光る金属製の蛇口がついた、半円形の大きなゴム風船がいくつか置いてあった。ムッシュ・アンリは、「化学の教授が聞いたら、さぞかし気をよくしたであろう調子」で、笑気とその性質を簡単に説明した。続いて、お楽しみが始まった。最初にステージに上がった志願者は、観客からブーイングを受けて降ろされた。二人目の志願者も同じだった。ムッシュ・アンリは観客に協力を求めた。次の志願者は椅子に座ってガスを吸った。ゴム風船を取り上げられても、彼は座ったまま鼻を押さえていた。それから大声を上げて笑いはじめ、ぴょんと立ち上がると、ステージの上を跳ね回った。観客は、最初は興味津々だったが、すぐに飽きてしまい、口々に「ばかげたペテンだ！」と叫びはじめた。ムッシュ・アンリは、最初に批判の声を上げた男性に、ステージに上がってガスを吸ってみるように言った。男性は、一番大きい風船が空になるまでガスを吸うと、「狂人のようになって」ムッシュ・アンリに「殴りかかり」、ののしりの言葉を投げつけた。

実は、シェーンバインは、アマチュア化学者の友人宅を訪問したときに、笑気を試してみたことがあった。彼らは大量のガスを作ってから、ほかの友人も招待して、庭で吸入した。一人は、ガスの効果に懐疑的だったので、大量に吸入してしまった。「彼は恍惚となってダンスをはじめ、すぐそばの花壇を踏み荒らしてしまった」。シェーンバインは、笑気は晩餐会の最後に出るシャンパンの代わりになるだろうと思った[20]。当時、笑気の歌を歌うのは、笑気を吸うのと同じくらい楽しかったのかもしれない。王立サリー劇場のＷ・スミスが一八三〇年頃に出版した『笑気、新しい戯れ歌、歌えば拍手喝采』は、「笑気をたっぷり吸い込んだ」「哀れなジェレミー・ジョーンズ」の受難を十一連にわたって歌う歌をほめたたえている。このような娯楽を好んだのは、英国人だけではなかった。

大西洋の向こうの米国では、ガードナー・クインシー・コルトンによる「亜酸化窒素――気分を浮き立たせ、笑わせるガス！――の吸入がもたらす効果」の大実演会を見れば、この半年間に笑った分よりたくさん笑うことができること請け合い、と宣伝されていた。コルトンは、もとは医学を志していたが、困窮のために医学校をやめ、通俗的な科学の講話をして生計を立てるようになった人物だ。彼のショーは、数千人の観衆を集めた。一八四四年十二月十日に彼がハートフォードで行ったショーは、特に興味深いものだった。ステージに上がってガスを吸入した青年の一人が、興奮して走ったり跳びはねたりしていて、木製のベンチで脚を強打したのだ。脚の怪我はかなりひどく、ダラダラと血が流れていたにもかかわらず、青年は、それに気づいていないようだった。このショーを見ていた地元の歯科医ホラス・ウェルズは、コルトンに実験への協力を依頼した。ウェルズは自ら亜酸化窒素を吸入し、仲間の医師に自分の歯を抜かせた。実験は成功し、コルトンはウェルズに亜酸化窒素の製法を教えると、また興行に戻っていった。ウェルズはその後、風船と木製のチューブを使って数人の患者に亜酸化窒素を吸入させ、痛みを感じさせずに歯を抜くことに成功した。

素晴らしい手法を発見したと確信した彼は、ボストンのエリートが集まるマサチューセッツ総合病院で、亜酸化窒素を利用した抜歯の実演を行った。これは大失敗だった。大勢の人々が見守るなか、患者は痛みを訴えた。「すべてがペテンだと非難され、誰も実験に手を貸してくれなくなった」とウェルズは語っている。この実演をよく思い返してみた彼は、焦りのあまり、患者にガスを吸入させる時間が短すぎたことに気がついた。しかし、名誉を挽回する機会は与えられなかった。この失敗にすっかり気落ちした彼は、「病気になり、何か月も回復できなかった」という[21]。ウェルズは悲劇の主人公だった。彼は、あと一歩というところで、笑気麻酔の発見者になれなかった。のちに、人々が彼の功績を認めた頃には、彼はすでに自殺していた。

ウェルズが亜酸化窒素を使った抜歯の実演に失敗したとき、すぐに、亜酸化窒素ではなくエーテルで試したらどうかという話になったのではないかと思われるかもしれない。しかし、実際は、そのような流れにはならなかった。多くの外科医は、手術時の痛みをなくすことは不可能だと思っていたからだ。ニューヨークの外科医ヴァレンタイン・モットも、痛みのない手術など「根拠のない幻想であり、現代人が真剣に探究するようなことではない」と決めつけていた[22]。彼も、ほかの多くの人々も、メスメリズムの可能性を完全に無視していた。催眠術の原型といえるメスメリズムは、一七九〇年代にドイツの医師アントン・メスマーによって考案された。これは、「宇宙を満たし…天体の間の相互作用を媒介する流体」*5が身体に及ぼす影響を整える治療法で、患者は治療の際に催眠状態に陥った[23]。メスメリズムは、笑気と同様、見世物として広く知られるようになったが、外科手術に使われたこともあった。フランスでは、一八二九年に、ジュール・クローケーという外科医が「催眠無痛法」を使った乳房切除術を成功させた。それだけではない。英国でも一八三〇年代にユニヴァーシティー・カレッジ病院の内科学教授であるジョン・エリオットソンがその普及に努め、自ら編集する『ゾイスト』誌でメスメリズムの宣伝を行った。

しかし、メスメリズムは当時の科学では説明がつかなかったうえ、謎めいた歴史が暗い影を落としてい

＊5　メスマーはこれを「動物磁気」と呼んだ。

た。多くの医師は、メスメリズムはペテンだと思っていた。王立外科医師会の会長だったベンジャミン・ブローディーは、「動物磁気の影響下で千里眼や予言の力を発揮するという、あの女性たちは嘘をついている」とこぼした[24]。少数の医師たちはメスメリズム麻酔の研究を続けたが、成功することは少なかった。インドで働いていたスコットランド人の医師ジェームズ・エスデールは、一八四〇年代中頃に、メスメリズムを利用して千人以上の患者に痛みを感じさせることなく手術をすることに成功したと報告した。彼の夢はロンドンの病院にメスメリズムを導入させることだったが、それが実現することはなかった。

ウェルズがマサチューセッツ総合病院で亜酸化窒素の効果の実演に失敗してからわずか十二か月後、歯科医仲間のウィリアム・トマス・グリーン・モートンが、エーテルの効果を実演することに成功し、いわゆる麻酔法が始まった。何がモートンを成功に導いたのか?彼の人柄と、化学である。実は、エーテルで麻酔の実験を行っていたのはモートンだけではなかった。ジョージア州の小さな農村の田舎医師クローフォード・ロングは、一八四〇年代初頭からエーテル麻酔下で外科手術を行っていた。ロングがエーテルを使うようになったきっかけは、笑気ガス遊びだった。当時、米国中の若者の間で笑気ガスを吸うことが流行していて、ジョージア州ジェファーソンも例外ではなかった。ロングは地元の若者から笑気ガスを作ってほしいと頼まれたが、自分では製造できなかったので、代わりにエーテルを提供したのだ。エーテルは、十六世紀にドイツのヴァレリウス・コルドゥスによって最初に合成された液体である。化学者はこれを「甘い硫酸」と呼んで刺激薬や鎮痙薬として販売し、人々はこれを吸入したり飲んだりして使っていた。エーテル遊びは田舎の新しい娯楽になった。

あるとき、エーテルの常用者だったジェームズ・ヴェナブルズという青年が、嚢胞の除去手術を受けなければならなくなったが、痛みを恐れてしりごみしていた。そこでロングはエーテルを使うことを思いつき、「エーテルを吸いなさい。そのあとで嚢胞を切ってあげましょう」と提案した。手術は成功した。青年は、切り取った嚢胞を見せられたときに初めて、自分が手術を受けたことを信じた。ロングはその後も一年に一人か二人の患者にエーテル麻酔をかけていた。しかし、この手法について発表することはなかった。麻酔効果がエーテルによってもたらされたのか、患者の想像力の産物なのか、確信がなかったからである。地元の人々も、ロングの革新的な手法をあまり称賛していなかった。住民の多くが敬虔なクリスチャンであり、苦痛から逃れるのは神の意志に反すると信じていたからである。エーテルを吸引することは、身体的にも道徳的にも問題があるとされていた。

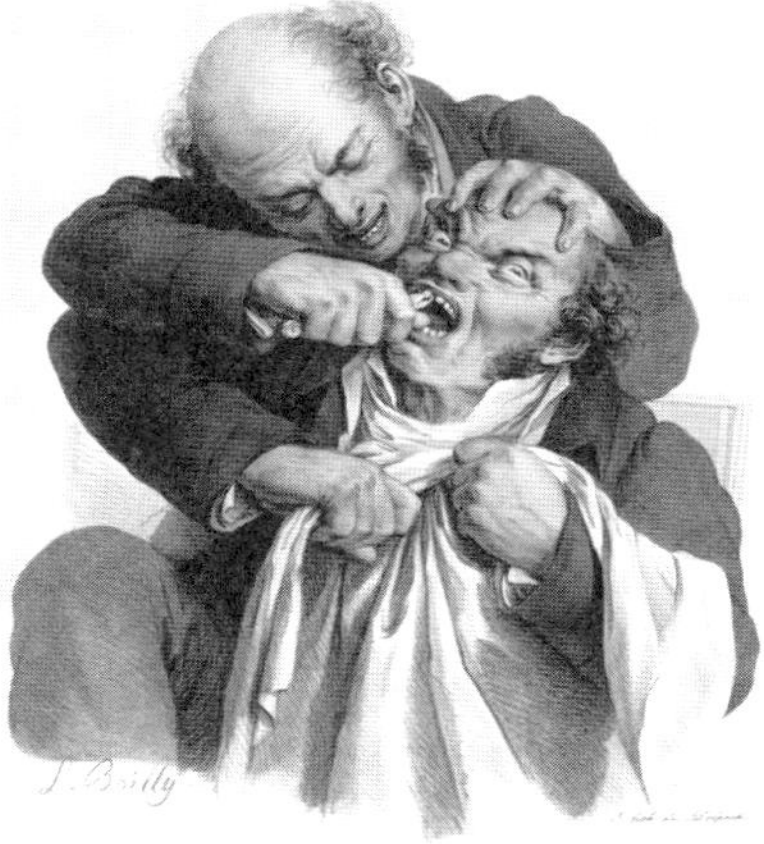

図1　抜歯患者
多くの患者，特に女性は抜歯の痛みに耐えられなかった。1826年頃の彩色リトグラフ。(Bibliotheque Nationale, Paris, France/Archives Charmet/The Bridgeman Art Library)

モートンを成功に導いたのは、患者への同情ではなく、商売上の野心だった。一八四〇年代には、歯科技術は飛躍的に進歩していて、以前に比べてはるかに優れた義歯を作れるようになっていた。しかし、義歯を入れるためには、傷んだ歯根の残りを顎骨から完全に抜かなければならなかった。多くの患者は、その痛みに耐えられなかった。

患者のなかには、景気づけにワインをグラスに一杯か二杯ひっかけてから抜歯に臨む者や、抜歯の途中で逃げ出す者もいた。モートンの研究意欲を刺激したのは、この未開拓の市場だった。痛みの問題を解決すれば、歯科医の収入は確実に増える！彼は、下宿の大家で、同じく歯科医だったチャールズ・T・ジャクソンに、エーテルの性質について尋ねた。ジャクソンはエーテルを「歯痛を止める薬」として使っていた。モートンはジャクソンから化学の教科書を借りてエーテルに関する知識を詰め込み、「エーテルの吸入は、なんら新しいことではないし、危険もない」と確信した[25]。彼は、各種のエーテルのなかでは硫酸エーテル（ジエチルエーテル）が最も強い効果があると考え、これを動物に試してみた。次に、エーテルをハンカチにしみ込ませて自分で吸入してみたところ、意識を失ってしまった。その状態から回復する過程を、彼は次のように描写している。「手足の感覚がなく、悪夢を見ているような感じがした。…少しずつ手足に力が戻ってきて、意識もはっきりしてきた。…意識を失っていた時間は七、八分間だった」[26]。

一八四六年九月三十日の夕方、モートンに幸運が舞い込んだ。エベン・フロストという若者が、激しい歯痛を訴えて彼のもとにやってきたのだ。フロストはモートンに、メスメリズムで痛みを消して歯を抜いてほしいと頼み込んだ。「もっとよい方法がありますよ」とモートンは請け合い、エーテル麻酔を行った。文句なしの成功だった。フロストは、「気分は上々で、この実験の斬新さと成功に有頂天になっています」

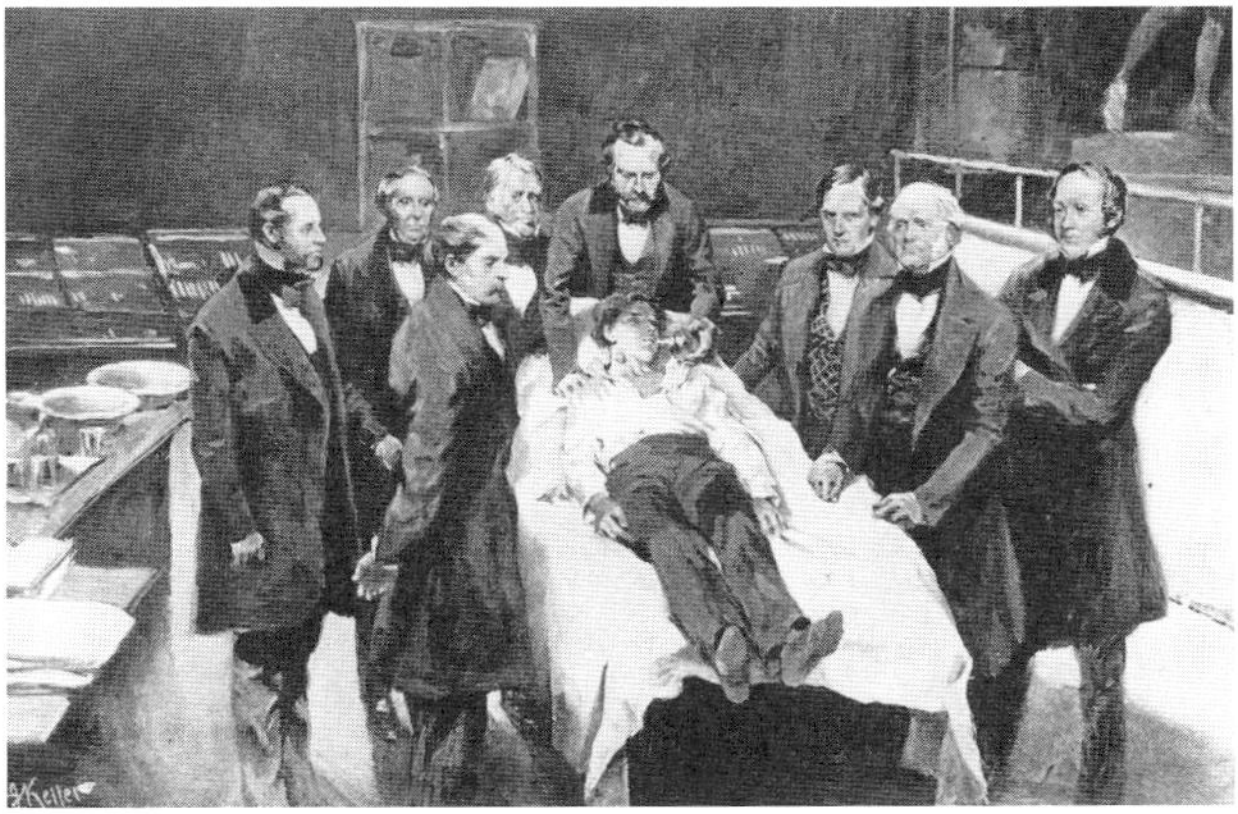

図2　ウィリアム・トマス・モートンによるマサチューセッツ総合病院でのエーテル麻酔の実演

1846年10月16日，モートンがマサチューセッツ総合病院でエーテル麻酔を実演したときの様子。手術を受けたアボット青年は，実際には椅子に腰かけていたが、実演から50年近くたってから描かれたこの絵では，ベッドに横たわった格好になっている。（The Wellcome Library, London）

と言った[27]。自信をつけたモートンは、マサチューセッツ総合病院の外科医長であるジョン・コリンズ・ウォレンを説得し、自分の素晴らしい発見を実演させてもらう約束を取りつけた。彼はまた、自分の法律上の権利を守ろうと、特許局長のR・H・エディーのもとを訪れた。

十月十六日金曜日の朝、モートンは、この発見の証人であるエベン・フロストを伴ってマサチューセッツ総合病院に乗り込んだ。モートンが土壇場になって装置の調整をはじめたため、若干、遅れての到着だった。かつてウェルズは実演の緊張のあまり致命的なミスを犯してしまったが、芝居っ気のあるモートンは、この状況を大いに楽しむことができた。エーテル麻酔の実験台になるのはエドワード・アボットという二十歳の青年だった。彼は椅子に腰かけて、左の顎にできた腫瘍を切除してもらうのを待っていた。モートンは青年の手を取り、新しい薬品を使うことで、完全にとはいかないかもしれないが、いくらか痛みを消すことができると、エベン・フロストの例を挙げて説明した。「怖いですか?」と尋ねられたアボットは、「いいえ」と答えた。「あなたがお話しくださったとおりにしてくださると信じています」。アボットの感覚がなくなったのを確認すると、モートンはウォレンに手術を始めるように促した。ウォレンは切開に取りかかり、アボットが叫びはじめないことに驚きながら、腫瘍を切除した。アボットは、手術が終わる頃に、手足を動かして小さく叫んだ。ウォレンは、アボットに手術中の体験を聞くまで、成功を疑っていた。青年は、痛みは感じなかったと断言した。メスが入るときには、「先の鈍いものが首に押し当てられ、ざっと横に動くのを感じました」。

翌日、もう一例、手術が行われた。今度はもっとうまくいき、患者はまったく痛みを感じなかった。モートンは幸運だった。エーテルの麻酔作用は亜酸化窒素より確実だった。ウェルズが亜酸化窒素ではなくエーテルを選んでいたら、彼の運命は違っていたはずだ。当時、遊びでエーテルを吸入していた人々は呼吸困難に陥ることがあったが、モートンの患者たちについては、そうしたことはなかったようだ。ウォレンやほかの外科医たちはモートンの発見を認め、ボストンは興奮にわきたった。が、すぐに暗雲が立ち込めてきた。

ジャクソンは、モートンがエーテルの特許を取ろうとしているのを知ると、エディーのもとを訪れて、エーテル麻酔のアイディアをモートンに与えたのは自分なのだから、自分にもエーテルがもたらす経済的な見返りを受け取る権利があると主張した。ジャクソンとモートンは互いに歩み寄り、一八四六年十月二十七日、米国特許局に特許を出願した。それをきっかけに、戦いが始まった。ボストンの歯科医たちは、モートンの行動を非難する声明を発表した。マサチューセッツ総合病院の外科医たちは、モートンの薬品を使うのをやめた。理由の一つは、モートンが薬品の正体を明かそうとしなかったからであり、もう一つは、それが特許で保護されているからだった。モートンは譲歩した。彼はマサチューセッツ総合病院の外科医に吸入装置を一つ与え、秘密を守るという条件つきで薬品の正体を明らかにした。薬品は「リーセオン」と命名された。一八四六年十一月七日、外科医たちは再びエーテルを使いはじめた。その二日後、同病院の外科医ヘンリー・J・ビゲローが、この新しい現象に関する論文を発表した。彼は、モートンが「人間の苦痛を緩和できる物質」の特許を取得しようとしていることをめぐって論争が起きていると指摘し、その背景を説明しようと試みた。そして、正体不明の薬品を用いるのは危険が迫っている場合に限るべきだが、秘密の処置法を用いる歯科医は珍しくないとし、新しい薬品が「この時代で最も重大な発明」になるのは確実であると断言した[28]。実際、モートンが自分の発明について特許を取得し、経済的な利益を手にしようとしたのは、歯科医の世界では特に珍しいことではない。当時の歯科医は新しい機械を発明するたびに特許を出願していたし、モートンは過去にも数々のうさん臭い新規事業に手を出していた。手術時の痛みは数世紀にわたって人類を苦しめてきた。モートンは自分が世界の恩人になる姿を思い描いていたかもしれないが、麻酔がどのように受け入れられるかを予想することはできなかった。彼が夢見たのは、あくまでも物質的な見返りだった。

一八四六年十一月十二日、ジャクソンとモートンに、特許番号四八四八という特許状が交付された。しかし、この特許は、問題を解決するどころか、いっそうややこしくした。ウェルズは、友達らにうながされて麻酔の発見に至る記録を正そうとし、『ハートフォード新聞』の編集者に手紙を送った。

ジャクソン医師とモートン医師は、別のことを主張するかもしれない。しかし、名前は違っていても原理は同じなのであり、どの物質を使っても、これ以上の結果を出すことはできない。私は二人に、一年以上前に、この結果を教えたのだ。私は、以上の事実を明らかにしたうえで、発見者の名誉が誰のものなのか、その判断を世論に委ねたい[29]。

一方、ジャクソンはパリの科学アカデミーに論文を送って、エーテル麻酔を発見したのは自分であると主張した。麻酔を最初に発見したのは誰だったのか？ 論争は何年も続いた。モートンも、ジャクソンも、ウェルズも、この発見から経済的な利益を得ることはできなかった。ウェルズは一八四八年に自殺した。モートンは一八六八年に死去したが、そのときもまだ、麻酔の発見をめぐるジャクソンとの戦いに明け暮れていた。

一八四六年十二月の時点では、そんなことになるとは誰も思っていなかった。ボストンの外科医たちは、エーテルの効果を確信するようになっていた。しかし、未来がどうなるかは不確実だった。麻酔が外科手術で日常的に用いられるようになるには、多くの実践的・理論的な問題が解決されなければならなかった。なによりもまず、エーテルがヨーロッパで認められる必要があった。

第2章 発見

一八四六年十二月三日、米国ボストン港のキュナード汽船の桟橋。外輪蒸気船アカディア号は、最終の郵便物を積み込んで出港した。船はカナダのハリファクスに寄港して燃料と客を乗せ、英国のリバプールに向かった。この船に積み込まれた手紙に重大なニュースが記されていることを知る者はほとんどいなかった。ウィリアム・モートンが十月十六日にマサチューセッツ総合病院で行ったエーテル麻酔の実演に納得したボストンの医学界は、それから六週間にわたってエーテルを試してきた。そして今、この発見の知らせが英国にもたらされようとしていたのだ。

アカディア号は、サミュエル・キュナードが一八四〇年に就航させた四隻の大西洋横断汽船のうちの一隻である。大西洋は荒れていたが、アカディア号は米国を出発してわずか十三日で英国に到着した。ボストンでの発見は、甲板やサロンで話題になっていたに違いない。十二月十六日にアカディア号がリバプールの波止場に到着して四十八時間もしないうちに、『リバプール・マーキュリー』紙にエーテル麻酔の記事が掲載された。船医としてアカディア号に乗り込んでいた外科医ウィリアム・フレーザーが、エーテルのことを知っていたのは明らかだ。彼は故郷であるスコットランドのダンフリーズに急いで帰り、その後まもなく、彼の友人の外科医ウィリアム・スコットが、鉄道事故で大腿骨を複雑骨折した若者にエーテルを投与しているからである。同じ頃、エーテルのニュースはイングランドを南下して、ロンドンに住むボストン生まれの米国人植物学者フランシス・ブートのもとに届いた。

ブートの業績は世界的に知られていて、彼が作成した北米植物のコレクションはロンドンのキュー王立植物園に収蔵されていた。彼は一八二〇年に英国に移住し、ロンドンの文化人として、リンネ協会やアシニーアム・クラブに入っていた。その一方で、ジェイコブ・ビゲローのような人々との固い友情により、ボストンとも密接なつながりを保っていた。

ブートとビゲローの友情は、ともにニューハンプシャー州のホワイト山脈に遠征したときから、長きにわたって続いていた。ビゲローも植物学の権威であり、ハーバード大学の薬物材料学教授だった（当時は、ほとんどの薬物が植物に由来していたため、薬物材料学は植物学と密接に関係していた）。彼の息子が、マサチューセッツ総合病院の外科医ヘンリー・J・ビゲローである。ビゲロー父子は、モートンが行ったエーテル麻酔の実演を見学した。ヘンリーはその後、エーテル麻酔下で数例の手術を行った。十一月には、ジェイコブが娘のメアリーをモートンのところに連れて行き、エーテル麻酔下での抜歯をモートンに依頼した。ジェイコブが見守るなか、メアリーは一分間エーテルを吸入し、その後、眠りに落ちた。抜歯の間、彼女は逃げる気配もなく、目覚めたときには痛みを記憶していなかった。このとき、自分が目撃した現象は「この時代で最も重大な発見」になるというジェイコブの見解が定まった。彼はペンをとり、旧友ブートに手紙を書いた。

十二月十七日、ロンドンのガウアー通りの自宅で、ブートはビゲローの手紙を読みはじめた。「手足や乳房の切断、動脈の結紮、腫瘍の摘出、数百本の抜歯が行われた。…なんの痛みもなく」。メアリーの抜歯は「幻術を見ているようだった」[30]。ブートは即座にビゲローのもたらしたニュースの驚くべき重要性を悟った。彼は、同じ通りに住む歯科医ジェームズ・ロビンソンと、ユニヴァーシティー・カレッジ病院の外科教授で、ロンドン随一の外科医として名高いロバート・リストン、および『ランセット』誌に手紙を書いた。エーテルが抜歯と外科手術の痛みの問題を解決できるという報告は、ロビンソンとリストンに衝撃を与えた。ロビンソンは、歯科医療を商売ではなく専門職として確立しようとする運動の急先鋒に立つ、血気さかんな人物だった。彼はさっそく、吸入器を設計した。十二月十九日、ロビンソンは、ブートとその家族の前で、ロンズデール嬢の「しっかりした臼歯」を抜いたが、彼女は「少しの痛みも感じず、ピクリとも動かなかった」。彼はほかの患者たちでも試したが、今度は無感覚状態にすることができなかった。「私は、マウスピースの弁に問題があるのだろうと助言した」とブートは言っている。ロビンソンは設計図を描き直しに行った[31]。

リストンもロビンソンによる抜歯を見ていた。彼は、ヴィクトリア女王づきの薬剤師で、王立薬剤師会の会長であるピーター・スクワイアーのもとを訪ねて、吸入器を注文した（スクワイアーの甥のウィリアム・スクワイアーは、リストンの教え子だった）。スクワイアーは「大急ぎで」吸入器を製作した。十二月二十一日、ユニヴァーシティー・カレッジ病院でエーテル麻酔を用いた手術が行われた。リストンは、フレデリック・チャーチルという患者の脚を切断したあと、見学者に向かって、「諸君！ヤンキーの工夫が、空疎なメスメリズムに打ち勝ったのだ」と宣言したという。実際には、チャーチルは、ボストンのアボットのように、手術中にうめき声を上げて身動きしていた。それでもリストンはエーテルの威力を確信し、その日の夕方にブートに手紙を書いて、「完璧で、満足のいく結果が得られた」と報告し、エーテルは「手術を行う外科医にとって、非常にありがたいもの」だと称賛した[32]。彼はそれから成功を祝して晩餐会を催し、一人の客に協力してもらい、エーテル麻酔の実演を行った。

クリスマス休暇の間、リストンのかつての教え子で、現在はエディンバラではやりの内科医になっているジェームズ・ヤング・シンプソンが、エーテルについてのニュースを直接聞くためにロンドンにやってきた。しかし、リストンのクリスマス気分は長くは続かなかった。一八四七年一月一日に仕事に戻った彼は、痛くないように腕を切断してほしいと希望する患者に十分間もエーテルを吸入させたが、効果が得られなかったのだ。三日後には、乳房の腫瘍の切除術を受ける女性にエーテルを二十分以上も吸入させたが、こちらもまったく効かなかった。リストンは激怒し、ロビンソンのもとに使いをやって、彼が新たにデザインした吸入器を借りてこさせた。幸い、ロビンソンは病院の向かい側に住んでいたので、数分後には患者は意識を失っていた。

患者にエーテルを吸入させて痛みを感じないようにする新しい方法を表現する言葉として、当初は、「etherization（エーテル化）」「ethereal inhalation（エーテル吸入）」「ethereal narcotism（エーテル性昏迷）」など、さまざまな言い回しが使われていた。米国の内科医で詩人のオリヴァー・ウェンデル・ホームズは、モートンに、エーテルがもたらす状態に名前をつけるように助言した。一八四六年十一月、ホームズは、「近いうちに名前を考え、エヴァレット学長やジェイコブ・ビゲロー博士などの専門家と相談してから決めるつもりだ。その言葉は、すべての教養ある人々により、繰り返し発音されるようになるだろう」と記している[33]。モートンはホームズが提案した「anaesthesia（麻酔）」という名称を受け入れたが、一般の人々がこの言葉を用いるようになったのは何年もあとのことだった。

どのような名前で呼ばれたにしろ、エーテルが外科手術の痛みを取り除くというニュースは全世界に伝わった。フランスでは、科学アカデミーと医学アカデミーが「エーテル委員会」を設立した。臨床外科教授のルイ・ヴェルポーは、当初は懐疑的だったが、エーテルの効果に圧倒されて、「手術時のエーテル吸入は、外科学に素晴らしい利益をもたらすだろう」と熱弁をふるうようになった[34]。オーストリアの帝国厩舎では、近衛騎兵隊長ユリウス・フォン・ヘリングスハウゼン伯爵が見守るなか、数頭の牡馬がエーテル麻酔下で去勢された。ベルリンの若き外科医で、のちに細胞病理学研究で有名になるルドルフ・ウィルヒョーも、エーテルによる「素晴らしい結果」を経験した。ゲッティンゲンのヨハン・ランゲンベックは、「これまでの発見の多くが三日とたたないうちにボロを出したが、今回は本物のようだ」と称賛した[35]。ヨーロッパ中の医師たちが、エーテルに素晴らしい力があることを認めた。ただし、その効果に一貫性がないことは彼らを不安にさせ、その危険性は彼らを怖がらせた。

医師たちがエーテルの危険性を心配したのは、その歴史を見れば当然のことだった。エーテルは、薬局方では麻薬や毒薬に分類される化学物質で、医学校ではしばしばその効果が実演されていた。医学生は、エーテルが動物を刺激し、昏睡状態にし、ついには死に至らしめるのを見せられてきた。エーテルがもたらす不活動状態や昏睡は窒息の一種にすぎないのだろうか、それとも、新しい身体状態なのだろうか？その問いに答えられる者はいなかった。『ロンドン医学新聞』は、「エーテルは、神経系に最も強い影響を及ぼす中毒状態を生じさせていると考えなければならない」と警告した[36]。

医師たちはジレンマに陥っていた。ダブリンのある医師は、のちにシンプソンに、「金持ちをエーテルの実験台にすることは、自分のためにできなかった。貧しい人々を実験台にすることは、彼らのためにできなかった」と打ち明けている。解決策の一つは、自らエーテルの実験台になること、あるいは医師同士で試してみることだった。ノッティンガムシャーの内科医ギルは、友人たちが見守るなか、自らエーテルを吸入した。友人たちは、彼の指をつねったり、皮膚に針を刺したりして、感覚が失われていることを確かめた。医師たちの慎重さは一部の患者を苛立たせた。ある歯科医は、B嬢という若い女性患者の抜歯をするためにエーテルを吸入させたが、彼女の感覚が失われていると確信することができなかったので、抜歯をしなかった。意識を回復したB嬢は抜歯をしてもらえなかったことに落胆し、もう一度やってほしいと言い張った。歯科医は再度エーテルを吸入させ、抜歯をはじめた。歯を一本抜くたびにB嬢は悲鳴を上げたが、目が覚めると、痛みは感じていなかったと言った。

エーテルへの反応は、患者ごとに違っていた。一部の患者は、呼吸する死体のように無感覚になり、実際、死の寸前までいってしまった。興奮し、分別を忘れる患者もいた。ある立派な法務官は、意識を取り戻すと、ロビンソンに、「さあ、ポルカを踊りましょう、ポルカを踊りましょう」と言った。ある聖職者はエーテルを吸入しても目を見開いたままで、「周囲の様子を完全に理解しているように見えた」ので、ロビンソンらは、「これは失敗だと思った」という。しかし、抜歯が終わると、この聖職者は、「信じられない。歯がなくなっている。いつ、どうやって抜いたのか、全然、気がつかなかった」と言って、彼らを驚かせた[37]。

患者たちは、エーテルの効果に有頂天になった。ある中年の女性は、ウェストミンスター病院でエーテルの蒸気を吸入して、陰唇の腫瘍を切除する手術を受けた。手術中、彼女の脚はピクピクと動いていたが、痛みは感じていなかった。目覚めたとき、彼女は混乱し、まごついていた。そして、手術が終わったことが信じられず、「心配と不思議さと喜びのあまり」叫び声を上げたという[38]。エディンバラ王立病院では、ジェームズ・ミラーがアイルランド人労働者にエーテルを吸入させて、その脚からいくつかの腐骨を除去する手術を行った。彼は最後に、「今日は、手術をさせてくれないのでしょうね？」と患者に尋ねた。「もちろん、だめですよ」と、患者は答えた。「私が眠っているときでないと。手術は別の機会にしましょう」。そのとき、見学者の間から笑いと拍手が巻き起こり、彼はエーテルが自分を苦痛から救ってくれたことを知った。彼の喜びようはたいへんなもので、自分が「気を失っていた」間に「周囲で繰り広げられていた架空の奇妙な合戦」についてすっかり語り終えるまでは、頑として手術台から降りようとしなかった[39]。

しかし、エーテルの効かない患者もいた。聖トマス病院では、強健な男性にエーテルの蒸気を吸入させたところ、激しく咳き込みはじめ、顔色が紫色になってきたため、医師たちは脳や肺にうっ血が起こるのではないかと危惧して吸入器をはずした。しかし、次の患者ではうまくいき、数分で完全に感覚がなくなった。このような差が生じるのは不思議だった。外科医で歯科医のチッティー・クレンドンは、エーテル麻酔に失敗したことに憤慨し、エーテルをうまく投与するための指針を明らかにするように『ランセット』誌に求めた。ドーバー海峡の向こう側でも、フランスの外科医ブーレーが、「いまだにエーテルの適切な投与量さえわかっていない」と、失望を語っていた[40]。一八四七年一月の初旬、多くの医師たちがエーテルの投与法を実験し、各種の吸入器やマスクを試して、独自に改良を重ねていた。ロビンソンとスクワイアーも、非常に短い期間で吸入器の設計を改良していった。薬剤師会のメンバーであるアンドリュー・ユアは、「前面にガラス窓をとりつけた」「頭を包み込むフード」を提案した。ブリストル総合病院では、おそらくデーヴィーが亜酸化窒素の吸入に用いていた方法をヒントにして、ブタの膀胱にエーテルを入れて投与していた。エディンバラのジェームズ・ミラーは、装置は一切使用せず、「ベル形のスポンジ」にエーテルをしみ込ませて、患者の口と鼻にあてがった。薬剤師会の報告書によれば、どの発明家も、「自分の発明品に、ほかにはない長所を見ている」親ばかのようなものだったという。しかし、誰が使ってもうまくいく方法は、ほとんどないようだった。ソーホーの一般医ジョン・スノーの働きがなければ、エーテルの吸入法は、特にロンドンでは、いつまでたっても統一されなかったかもしれない。

スノーは、一八一三年にヨークシャーの貧しい労働者の長男として生まれ、少年時代にニューカッスル・アポン・タインの医師に弟子入りし、田舎の一般医の助手になった。一八三六年にロンドンに出てきて腕を磨き、労を惜しまない仕事ぶりで、競争の激しいエリート主義のロンドン医学界で、徐々に居場所を確保していった。彼は、十九世紀のはじまりとともに現れた新しい科学的身体観をもっていた。すなわち、人体は臓器と器官から成り立っており、普遍的かつ予測可能な機能をもっているが、病気は特異的で局所的である、とする身体観である。率直で、ゆるぎない信念をもって新しい医学に取り組むスノーは、大勢の人々から尊敬されていたが、その努力は収入に結びついていなかった。彼の患者は多くはなく、そのほとんどが同じソーホーに住んでいた。スノーは、患者の分娩に立ち会い、しばしば一日に三度往診をし、薬を処方して暮らしていた。エーテルは、彼のこうした暮らしを変えることになった。おそらく、彼自身にも想像できなかったほど早く。

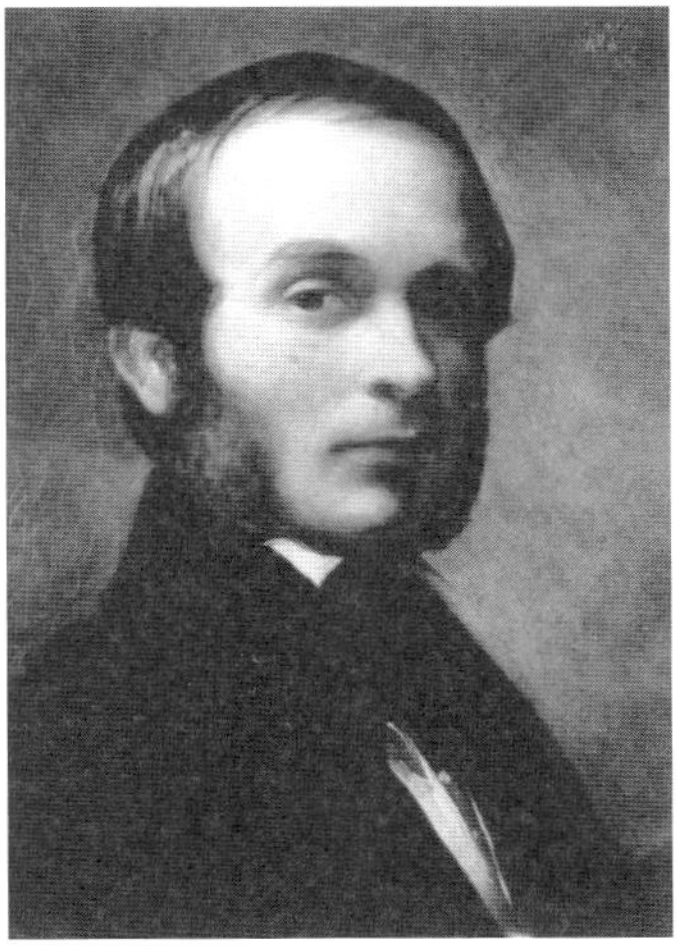

図3　トマス・ジョーンズ・バーカーが描いたジョン・スノーの肖像
この肖像は，彼がロンドンで最初の麻酔科医として1847年5月に王立芸術院で実演を行う前に描かれた。（原著者の厚意による）

スノーは、生まれの低さやヨークシャー訛りの点でロンドンの医師のなかでは異色の存在だったが、エーテルの可能性を開拓するには、特に有利な位置にあった。彼は、呼吸と吸入ガスの化学と生理学に強い興味をもっていた。一八四〇年代の初頭には窒息について研究し、各種の「揮発性薬品」（エーテルはその一つである）が呼吸機構に及ぼす影響について考察していた。彼は、肺の中でエーテルが血液から分離され、「ガス状になって、二酸化炭素や水蒸気とともに」呼気中に出てくる様子について記述し[41]、こうした効果は、一部の肺疾患患者によい影響を及ぼすかもしれないと結論づけた。彼は、仮死状態で生まれた赤ん坊の蘇生に使うポンプも発明した。新しい科学の素養と、手術の痛みは何の役にも立たないという確信と、もっとよい暮らしがしたいという、きわめて現実的な欲求に支えられていたスノーは、技術と意欲を兼ね備えた、希有な人物だった。彼は、ロビンソンによるエーテルの使用を早い時期に見学してたちまち魅了された。多くの医師たちがエーテルを手に入れるとすぐに実験台になってくれる患者を探したのとは異なり、スノーはエーテルを入手すると、一連の化学実験と生理学実験を始めた。

スノーの一八四七年の新年は、ソーホーのフリス通り五十四番地の自室で猛烈な勢いで実験をすることから始まった。臨床医学の基礎には科学的原理がなければならないという確信が、彼を研究に駆り立てた。最初の疑問は、エーテルの物理的・化学的性質についてだった。彼が特に関心をもったのは、温度がエーテル蒸気の濃度に及ぼす影響の大きさだった。スノーは早速、実験に着手した。マンチェスターの化学者ジョン・ドルトンは、一八〇八年に、空気中に存在できる蒸気の濃度は温度によって決まることを示した。そして、各種液体の飽和蒸気圧を比較した表を出版したが、たまたまその一つがエーテルだった。スノーはドルトンのこの研究を知っていたので、さまざまな温度の空気中に存在できるエーテル蒸気の量を測定しはじめた。実験には、ガスの研究がさかんに行われた時代にジョゼフ・プリーストリーらが開発した「ユージオメータ」という、目盛りのついた長い試験管が使われた。スノーは、ユージオメータに水銀を満たして水銀槽に倒立させ、そこに下からエーテルを入れて飽和蒸気圧を測定するという実験を、温度を変えて何度も繰り返した。その結果、エーテルが蒸発していく空気の温度が決定的に重要であり、温度が高くなるほど、空気中に含まれるエーテルの量が多くなることを確認した。ドルトンの法則は、ここでも成り立っていた。大家のウィリアムソン夫人は、スノーが自宅で実験をすることにも、ときどき爆発を起こすことにも慣れていたが、彼の部屋から漂い出て家中に広がっていく強烈で不快な臭いには首をかしげたに違いない。

確実にエーテル麻酔をかけるには、どんな吸入器を用いるのがよいのだろうか。スノーは、ジュリアス・ジェフリーズが一八四二年に設計した吸入器のことを思い出した。それは、慢性気管支炎患者の症状を緩和するために、暖めた空気を吸入させる装置だった。彼は、スミスフィールドのダニエル・ファーガソンのもとを訪れた。ロンドンのスミスフィールドは、月曜日の朝に開かれる家畜市場で有名な地区で、市の立つ日には数百頭の家畜が荷車で運び込まれてくるため、牛や羊や犬の鳴き声で、通りは騒然となる。ファーガソンは、ここで外科手術器具を製作していた。スノーはファーガソンに、ジェフリーズの吸入器をモデルにして、温度によってエーテル蒸気の濃度を調節できるような吸入器を製作してほしいと説明した。一月十六日には、スノーは最初の知見を発表する準備ができていた。彼はウェストミンスター医学協会に向かった。

ウェストミンスター医学協会は、当初はウィンドミルストリート医学校の学生のために設立されたものだったが、医師が討論する場として、内科医と外科医の双方に親しまれていた。ここは、スノーがロンドンに出てきて最初に加入した医学協会だった。一月の薄暗い夕方、医学協会の会員たちは、エーテルの使用法について意見交換を行うために、サヴィル通りの優雅なジョージ王朝様式の一室に集まった。会合の司会を務めたのはヘンリー・ハンコックだった。彼はのちに王立外科医師会の会長になった人物である。会合は、分娩中に死亡した女性の子宮の供覧からはじまったが、ガス灯のゆらゆらする明かりの下では、その炎症所見を詳細に確認するのは難しかったに違いない。彼らはすぐに、その日の最も興味深い議題に移った。エーテルだ。

スノーは立ち上がり、内科医と外科医を前にして発表をはじめた。聴衆の多くはロンドンの病院の上級医で、患者にエーテルを吸入させても効かない、あるいは、すぐに覚醒してしまうなどの問題を経験していた。スノーは、こうした問題が発生するのは、吸入器のデザインが悪いからだと指摘した。多くの吸入器はエーテルを入れる部分がガラスでできていたが、ガラスには熱伝導率が低いという問題がある。エーテルをガラス容器に入れるとすぐに冷えてしまうし、その蒸気は凝結して液体に戻ってしまう。エーテル麻酔がうまくいくかどうかは、患者に十分な量のエーテル蒸気を吸入させられるかどうかにかかっている。スノーは、空気の温度と空気中に存在できるエーテル蒸気の量との関係を明らかにするための実験について報告し、ファーガソンが製作した新しい吸入器の原理を説明した。それは金属製で、水槽に浸してあり、水の温度を変えることでエーテル蒸気の濃度を調節できるようになっていた。このようなしくみの吸入器は、ロンドンでは使われていなかった。スノーはこれにより「失敗例の一部を説明できる」と言った。

彼の発表が終わると、エーテル麻酔の失敗例についての議論になった。内科医のウィリアム・メリマンは、聖ジョージ病院で行われたエーテル麻酔の失敗について報告した。その患者は、メスが触れると、「わめき声を上げて、腕を引っ込めてしまった」という。また、ウェストミンスター病院の外科医のヘール・トムソンは、エーテルを吸入した患者が「譫妄状態になり、痙攣を起こして、もう少しで窒息するところだった」と、絶望した様子で語った。多くの医師が、エーテルを吸入した患者が泥酔に似た状態になることを懸念していた[42]。

一週間後、スノーは再びウェストミンスター医学協会の会合に出席した。今度は、新しい吸入器を携えていた。彼は、薄暗い照明の下で、吸入器のしくみを解説した。まずは「熱湯と水を混ぜて、水槽の水を望ましい温度にしてから」、金属製の容器にエーテルを入れる。容器の内側には、ブリキの板をらせん状に丸めたものが入っている[43]。これは、熱が均等に伝わるようにするための工夫である。容器内で気化したエーテルは、柔かいチューブを通ってマウスピースに入る。マウスピースには弁がついていて、呼気が戻らないようになっている。スノーは呼吸チューブの径が太すぎも細すぎもしないように細心の注意を払った。チューブや弁を利用して患者に刺激性のガスを吸入させるのは「まったく新しいやり方」であると彼は言った[44]。吸入器を完成させたスノーは、これを使って麻酔をかけることを仕事にしたいと願うようになった。

スノーがそう考えるようになった背景には、一つの偶然の出会いがあった。後日、彼の友人である伝記作家ベンジャミン・ウォード・リチャードソンが本人から聞いたところによると、スノーはある日、街で顔見知りの医師に出くわしたのだという。その医師は大きなエーテル吸入器を抱えて「せかせかと歩いて」いたが、彼に気づくと挨拶をして、「悪いが、急いでいるんだ。私はあちこちに出向いてエーテル麻酔をかけるのを仕事にしているものでね」とだけ言うと、すぐに行ってしまった。一人になったスノーは、歩きながら考えた。科学がまったくわかっていないあの男がエーテル麻酔を仕事にすることができるなら、「科学がわかる不遇な人間にも、同じ仕事ができるはずだ」[45]。ハイドパーク・コーナーにある聖ジョージ病院は、ロンドンの病院のなかでも特に大きいものの一つだった。ここの歯科ではエーテル麻酔はうまくいっていなかったが、多くの患者が新しい手法で痛みを消してほしいと希望していた。顔見知りの医師の成功を見て大胆になっていたスノーは、病院に話を持ちかけ、即座に採用された。彼の麻酔は歯科で大成功を収め、数日後には外科手術のための麻酔を依頼された。

一月二十八日、スノーは円形の手術室で、外科医と学生が見守るなか、新しい吸入器を使って患者に麻酔をかけた。床には、血液を吸わせるためのおがくずが敷き詰めてあった。セザール・ホーキンズは少年の脛骨の傷を治療し、エドワード・カトラーは成人男性の大腿部を切断し、トマス・テータムは黒人男性の肩から腫瘍を切除した。手術中、患者たちが「痛みを感じている徴候」はなく、目覚めたときには手術のことを覚えていなかった（ただし、黒人男性は最初のうち少しもがき、スノーは、彼にエーテルを吸入させているときに額と腕の静脈が怒張していることに気がついた）。患者たちはこれまで、縛りつけられ、目隠しをされ、押さえつけられて、メスで皮膚を切開されたり、ゾンデを挿入されたりする痛みに耐えなければならなかった。エーテル麻酔下の手術は、こうした手術とはまったく違っていた。聖ジョージ病院での実演のあと、スノーは吸入器を改良した。太い呼吸チューブに二方向に開く栓をつけ、チューブに入るエーテル蒸気の量を調節できるようにしたのだ。「最初は、エーテル蒸気を含まない空気だけが通る状態にしておく。患者が吸入を始めたら、徐々にこちらを閉じ、エーテル蒸気を含む空気の割合を高くしていく」[46]。吸入の初めに咳をしたり、むせたりしにくくすることで、患者の意識がなくなるまでの時間を短縮し、厄介な興奮状態に陥らないようにすることができる。この栓は、手術中に薄めたエーテル蒸気を投与し続けて患者の無感覚状態を維持するのにも役立った。

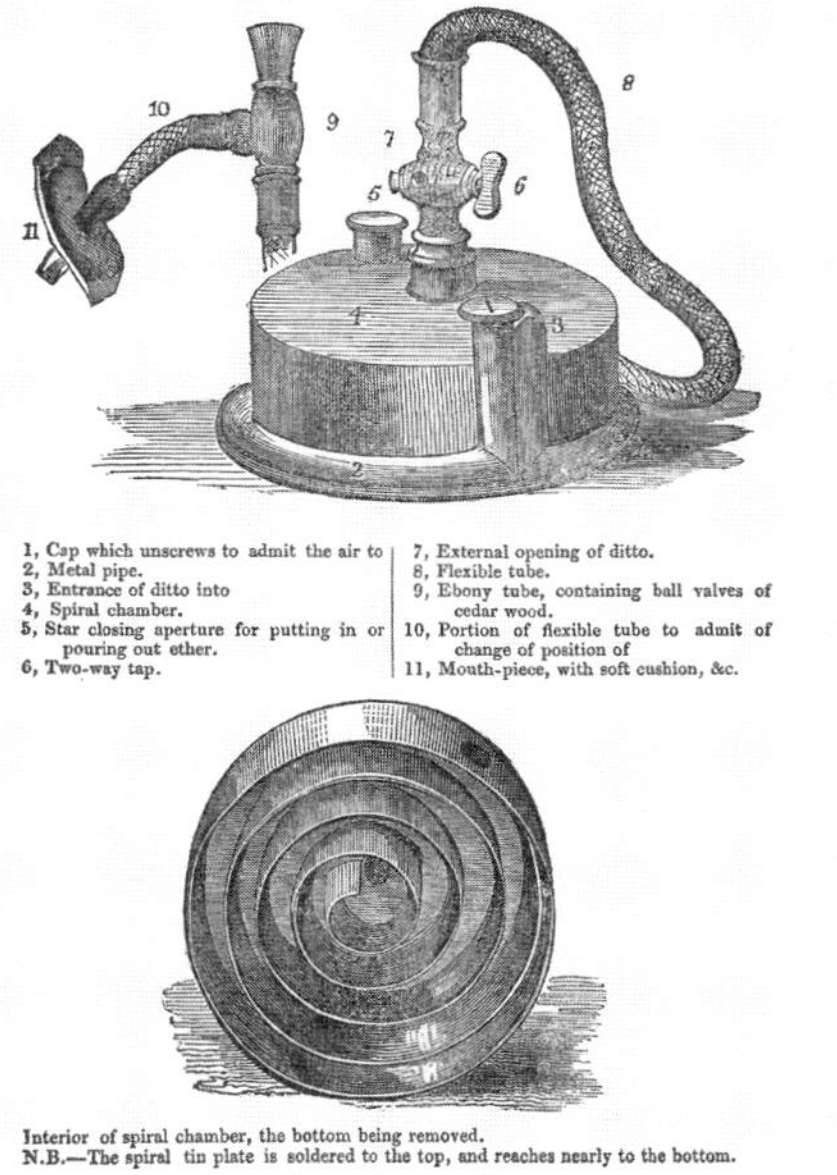
10
9
7
8
5
6
11
4
3
2
1, Cap which unscrews to admit the air to
2, Metal pipe.
3, Entrance of ditto into
4, Spiral chamber.
5, Star closing aperture for putting in or pouring out ether.
6, Two-way tap.
7, External opening of ditto.
8, Flexible tube.
9, Ebony tube, containing ball valves of cedar wood.
10, Portion of flexible tube to admit of change of position of
11, Mouth-piece, with soft cushion, &c.
Interior of spiral chamber, the bottom being removed.
N.B.—The spiral tin plate is soldered to the top, and reaches nearly to the bottom.

図4　スノーのエーテル吸入器
呼吸チューブに2方向に開く栓をつけ，エーテル蒸気の量を調節できるように改良されている。(The Wellcome Library, London)

この成功に気をよくしたスノーは、ユニヴァーシティー・カレッジ病院のリストンに近づいた。リストンは当初からエーテルの導入に乗り気だったものの、うまく投与するのが難しいため、その使用を断念しかけていた。しかし、スノーと組むと、問題はたちどころに解決した。リストンはスノーの技量と「気取らない」人柄に心を打たれた。残念ながら、二人の協力関係は長続きしなかった。一八四七年十二月にリストンが急死したのだ。それでも、リストンの支持を得たことはスノーにとって非常に重要な意味があり、数か月もしないうちに、彼はロンドンで行われるエーテル麻酔のほとんどを独占するようになった。

一八四七年三月、エーテル麻酔に関する悪い予感のいくつかが現実となったようにみえた。グランサムに住む理髪師の妻アン・パーキンソンが、エーテルを吸入して大腿の腫瘍を切除する手術を受けたが、意識を回復することなく三十六時間後に死亡した。彼女の死因を探るために検死陪審が開かれた。陪審員は、患者はエーテル麻酔によって死亡したと判断したが、エーテルを投与した外科医の罪を問うことはしなかった。外科手術の苦痛から患者を救いたいという彼の意図は正当で、尊重すべきものであったからだ。この判決は、英国の麻酔事故に関する先例として拘束力をもつようになった。十九世紀には麻酔による死亡事故が多発したが、麻酔の作用による不測の事態について医師たちが責任を問われることはなかった。ただ、医師たちはできるだけ慎重に薬物を投与するようになった。

エセックス・アンド・コルチェスター病院の外科医ロジャー・ナンは、アン・パーキンソンの死亡事故に関する報告書を読み、自分の経験を思い出した。数週間前、五十三歳のトマス・ハーバートという患者にエーテルを吸入させて切石術を行ったところ、患者は意識を回復することなく数時間後に死亡してしまったのだ。この事故について熟考したナンは、エーテルが患者の神経系を回復不可能なレベルまで抑制してしまったのだ、という結論に達した。そして、痛みを除去するエーテルは、「回復作用を誘発する自然の刺激」を除去してしまうと主張した[47]。痛みには意味があり、必要なものであるという見解は、大昔から存在していた。第一章でみてきたとおり、痛みについての考え方は十八世紀末から変化してきたが、多くの外科医たちは（ナンもその一人だった）、痛みは外科手術を安全に行うために欠かすことのできない要素であると信じていた。『メディカル・タイムズ』紙は、これらの死亡事故を理由に「この時代で最も重大な発見」を捨て去るべきなのだろうかと問いかけた。チューリヒとハノーバーでは、「数件の事故」が起きたことを受けて、医学の学位をもつ者だけがエーテルを投与できるようにする法案が可決された。『タイムズ』紙への寄稿者は、エーテルをめぐる問題は社会と医師に対する「最大」かつ「最重要」の挑戦であり、この件に関する調査委員会を設置するべきだと提案した。しかし、エーテル麻酔は手術のあり方を完全に変えてしまった。痛みなしで手術ができることを知った患者や医師が、エーテルの存在を無視することは不可能だった。フランスの外科医ジョゼフ-フランソワ・マルゲーニュは、脚に大怪我を負った労働者にエーテルを吸入させて脚を切断したあと、「私はその日、自分は外科手術の履歴を記録しているのではなく、自ら歴史を作っているのだということに気づいた」[48]と述べた。

スノーはエーテル麻酔を続けた。携帯型の吸入器を開発したことで、患者の自宅や病院に持っていくのは格段に容易になった。彼は、あらゆる機会にエーテルの長所を語って聞かせた。五月十二日には、ロンドンのユナイテッド・サービス・クラブに金魚、小鳥、モルモットを持っていき、軍医たちを前にして講義を行った。会員制クラブの豪華な室内で、スノーはガラス製の容器にエーテルの蒸気を満たし、エーテルの登場がどんなに予想外の出来事であったかを語った。「一年前に誰かをつかまえて、外科手術を受ける患者が痛みに苦しまずにすむように無感覚状態にし、何の悪影響も出ないようにすることはできるだろうかと問えば、そんなことは不可能だし、危険であるという答えが返ってきたに違いありません」。彼は、ツグミ、モルモット、金魚にエーテル麻酔をかけてみせた。あいにく、ツグミは死んでしまった。彼が講義ノートに気をとられて、蒸気の中から取り出すのが遅れたからだ。スノーの助言は明確で端的だった。例えば、外科医の邪魔にならないように、吸入器には弾力性のあるチューブを使うこと。患者が咳き込んでしまわないように、最初はただの空気を吸入させ、徐々にエーテルの割合を増やしていくこと。小さな船に医師が自分一人しかいない場合には、すべての道具を準備してから患者にエーテル麻酔をかけ、手術中は吸入させないこと。スノーは、熱帯地方でエーテルを調製するコツを教え、それが戦場でどんなに役に立つかを強調した。

船上で血を流している船乗りや、戦場で負傷した兵士が耐えなければならない痛みは、彼らに心を寄せる人々を嘆き悲しませる。彼らの命を救うために行わざるを得ない手術の痛みを大幅に軽減する発見は、喜んで受け入れなければならない。……外科手術の痛みは、傷そのものの痛みよりも強いからだ。……(負傷するのは一瞬で、何が起きたのか本人にもわからないのに対して)手術の際は、患者はその過程を見ることができ、切開は慎重に行われる。どんなに迅速な手術でも、患者には無限に続くように感じられる。[49]

それからほんの数年後に、クリミア戦争の戦場で、この場にいた軍医の一部がスノーの助言を実践することになろうとは、スノーも聴衆も予想していなかった。

二か月後、スノーは『外科手術におけるエーテル吸入について』という書籍を出版した。彼はここでエーテル麻酔の過程を五段階に分けて解説したが、この区分は今日の麻酔にも通用する。エーテルは、誰に投与しても同じ経過をたどる。最初は、脳の繊細な高次機能に作用する。血中濃度が高まるにつれ、感覚や運動が停止し、呼吸などの重要な機能が徐々に抑制されていく（スノーは二月に、エーテル麻酔が作り出す状態は、窒息とは「大きく異なっている」という結論に達していた）。麻酔の技術は、主要な身体機能が阻害されないように麻酔を制限するところにある。エーテルに対する患者の反応は、表面的には個人差があるようにみえる（少女はくすくすと笑い、男性は暴力的になるなど）。けれどもスノーは体内の反応は系統的で、予測可能であると考えていた。

スノーの研究の基礎には、人体は器官と臓器からなる普遍的なものであるという、十九世紀初頭に登場した新しい科学的身体観があった。彼は、フランスの内科医グザヴィエ・ビシャーが一八〇〇年代に行った生と死の状態に関する実験のことをよく知っていた。ビシャーは、死とはすべての生命活動が突然停止することではなく、生命機能が徐々に失われていく過程であることを明らかにした。震盪、出血、窒息、および、呼吸に適さないガスの吸入は、感覚、認知、意欲などの高次機能を停止させてから、神経系や循環系など低次の系統に影響を及ぼしていく。スノーは、フルーランが一八二四年に行ったハトの脳機能のマッピング実験にも影響を受けた。フルーランは、ハトにエーテルを吸入させたあと、脳機能地図を使って、エーテルが神経系に及ぼす影響が予測可能であることを示した。スノーや、ノッティンガムのフランシス・シブソンのような少数の医師たちにとって、新しい生理学は、エーテルを理解し、投与するための枠組みを提供するものだった。

一八四七年の夏には、エーテルをめぐる初期の熱狂は収まっていた。エセックスの外科医ロジャー・ナンのように、エーテルの使用をやめる医師も出てきた。生理学的な理由からやめる者もいたが、投与を開始したときの興奮状態を抑えられないことを理由にやめる者のほうが多かった。エーテル麻酔を成功させるには技術と患者あしらいの両方に長けている必要があったが、これらは必ずしもすべての医師に備わっているものではなかった。エーテルの濃度が低すぎたときには、男性患者はもがき、女性患者は泣きじゃくったり悲鳴を上げたりして、吸入器をはずそうとした。エーテル麻酔で失敗したことがないスノーは、そのような場合、患者は「理性ではなく本能」に従って行動しているので、「言葉をかけると静かになることが多い」と助言した。「自分がどこにいるのかわからなくなっていても、指示に従うことはできる」。しかしながら、「ロンドンの著名な外科医のうち数人」は、患者が興奮状態に陥ることを嫌い、エーテルの使用を断念していた[50]。その頃、スコットランドのエディンバラでは、一人の内科医がエーテルに代わる麻酔薬を見つけようと決意を固めていた。

ジェームズ・ヤング・シンプソンは、エーテルの使用を当初から熱烈に支持していた。彼は、分娩する妊婦にエーテルを投与していた。彼がロンドンの産科医フランシス・ラムズボサムに書いた手紙には、「私は、すべての分娩にエーテルを使っています。こちらの女性は皆、エーテルを希望するからです。失敗したことは一度もありません」という自慢が記されている[51]。しかし、シンプソンもエーテルの「使いにくさと難点」は知っていた。患者も医師も、エーテルの強烈な臭い、喉や鼻への刺激、導入時の興奮を嫌っていた。そこでシンプソンは、エーテルと同じ「長所」をもち、エーテルの「短所」はもたない、別の揮発性物質はないのだろうか、と考えるようになった。彼は、そのような薬品を探していることを広く呼びかけ、多くの化学者が、エーテルの代わりになりそうな薬品を彼に提供した。

一八四七年六月、シンプソンはジェームズ・マシューズ・ダンカンを助手に雇った。彼はのちに、シンプソンの事業になくてはならない存在となる。エディンバラのクイーンズ通り五十二番地にあるシンプソンの自宅の居間の奥にはオーク材の食器棚があり、彼が入手した各種の薬品の瓶が並んでいた。ダンカンの仕事は、臭いのある液体、つまり、蒸気を吸入することができる液体の実験を行うことだった。夕食後、シンプソン、ダンカン、それにもう一人の助手であるトマス・キースは、食卓に集まって、コップや皿に注いださまざまな液体の臭いを嗅いだ。実験は毎晩欠かさず行われたので、シンプソンの友人にして同僚でもある外科医ジェームズ・ミラーは、毎朝この家にやってきては、前夜の実験の結果を聞いていくようになった。

十一月四日の午前中、ダンカンはさまざまな瓶に入った薬品の臭いを嗅いでいた。のちに妹に語ったところによると、彼は自分が「無意識の眠りから、ゆっくりと、いい気分で目覚めようとしていることに気がついた。時計は、この眠りが十五分ほど続いていたことを示していた」[52]という。ダンカンのこの体験について報告を受けたシンプソンは、その晩、実験を行うことに同意した。夕食後、シンプソン、ダンカン、キースは、期待の薬品をグラスに注いだ。薬品は甘い香りがした。実験には、シンプソンの妻ジェ

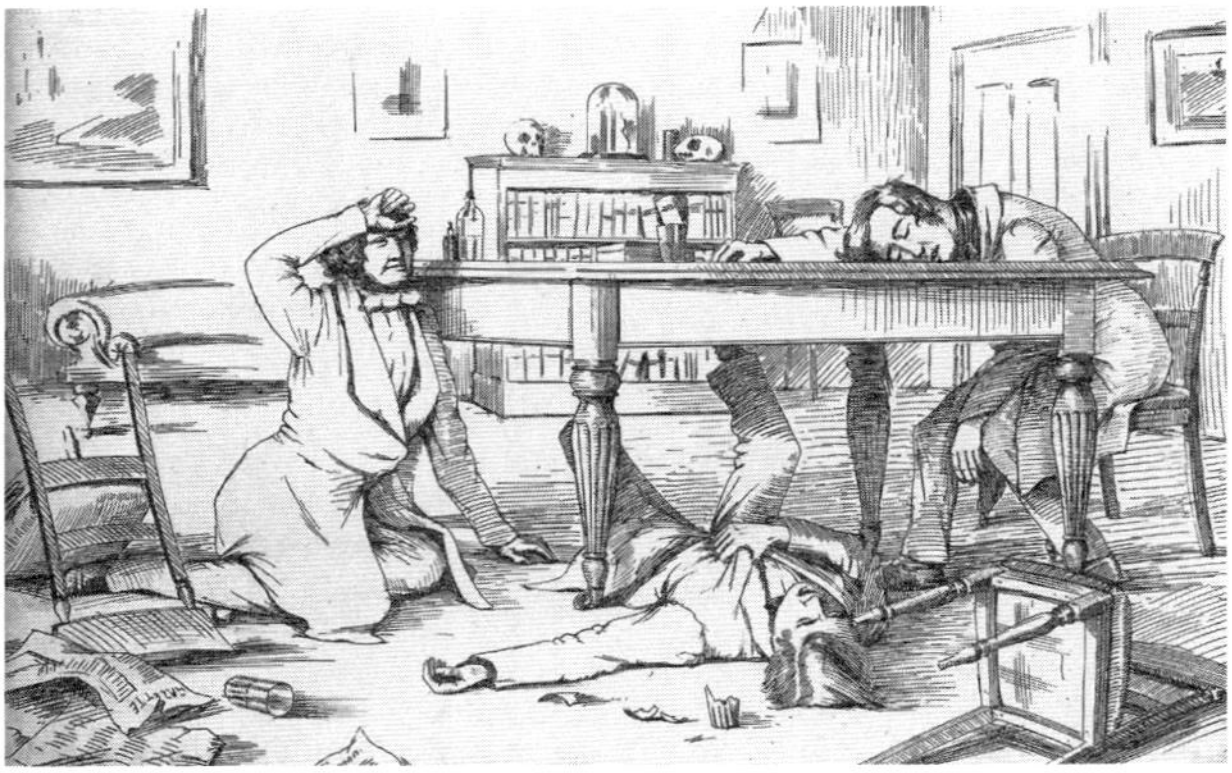

図５　初めてクロロホルムを吸入したあと，眠りから覚めつつあるシンプソン，ダンカン，キース（The Wellcome Library, London）

シー、姪のピートリー嬢、シンプソンの義理の弟が同席し、三人の様子を見守った。医師たちは目を輝かせ、幸せそうで、饒舌だった。その会話は異常なほど知的だった。続いて、全員が黙り込んだ。最初に正気に戻ったのは、床の上に横たわっていたシンプソンだった。「この薬品はエーテルよりもはるかに強力で、優れている」。ダンカンは椅子の下にもぐり込んでいて、意識はなく、大いびきをかいていた。キースは床に転がり、脚をじたばたさせてテーブルを蹴っていた。

医師たちは落ち着きを取り戻すと、再び吸入実験をはじめた。ピートリー嬢も試してみた。彼女は、「私は天使！天使！ああ、天使だわ！」と叫び、眠りに落ちた。翌朝、シンプソンはエディンバラの薬種商ダンカン・アンド・フロックハートに、この薬品を注文した。薬品名は「クロロホルム」だった。シンプソンの注文に応じるため、薬種商は深夜まで仕事をしなければならなかったという。シンプソンは十日間で約五十人の患者にクロロホルムを投与したが、最初の外科患者への投与は、危うくたいへんな結果になるところだった。彼はミラーから、大きな手術をするので麻酔をかけてほしいと頼まれていたが、のっぴきならない事情ができ、それを延期せざるを得なくなった。仕方なくミラーは手術にとりかかったが、メスで皮膚を切開している間に患者は死亡してしまった。クロロホルムの投与が間に合っていたら、術中死の原因にされてしまっていたところだった。

クロロホルムはエーテルと同じく鎮痙薬として知られており、英国の薬局方には一八三〇年代末から掲載されていた。フルーランは動物を使ってクロロホルムの研究をしていたが、あまりにも危険であるとして患者への使用は断念していた。一八四七年十月には、リバプールのアポセカリーズ社の化学者デヴィッド・ウォルディーが、クロロホルムには麻酔作用があるかもしれないとシンプソンにほのめかした。彼はシンプソンにサンプルを提供する予定だったが、実験室が火事になるなどのトラブルが起きて、提供することはできなかった。シンプソンは、ウォルディーの貢献を認めなかったばかりか、ダンカンの貢献さえ認めず、すべての栄誉は自分ひとりのものだと主張した。

シンプソンは熱心にクロロホルムを宣伝した。十一月十日にはエディンバラ内科外科学会でこの発見について発表を行い、同十五日には『硫酸エーテルよりも使いやすい、新しい麻酔薬について』という小冊子を発行した。これは数日のうちに四千部が売れ、その後も数千部が売れた。ヴィクトリア女王も、友人のサザーランド公爵夫人ハリエットから、そのうちの一冊を贈られている。ロンドンのスノーは、シンプソンの発見を知ると直ちにクロロホルムをテストした。彼は自分でも、気分が悪くなるほど吸入してみた。そして、クロロホルムがエーテルよりも吸入しやすいのはたしかだが、「事故が起こらないよう、より慎重に投与する必要がある」[53]と警告した。世界中の医師と患者が、香りがよく、投与しやすいクロロホルムの登場を喜んでいた。失敗の報告は一件もなかった。

そうしているうちにエディンバラにもクリスマスがやってきた。広告板には、王立劇場で催されるクリスマスの新しい道化芝居の宣伝が掲示された。この道化芝居は、喜劇『負けるが勝ち』や、クリスマスのパントマイム喜劇『森の中の子どもたち』などから構成される、華やかなショーだった。ショーには早くもクロロホルムが取り入れられていた。広告によると、『森の中の子どもたち』では、叔父の差し金で森に置き去りにされた子どもたちが数々の不思議な体験をするが、その一つに、「クロロホルム博士の屋敷」のシーンがあった。その屋敷では、「硫酸エーテルに代わる新しい麻酔薬」のおかげで、痛みを感じることなく手術を受けることができる。子どもたちは屋敷の庭にある「銀色の噴水が見える、珊瑚でできた壮麗なあずまや」に行き、そこで「非情な叔父と、その哀れな妻」に再会する。叔父夫婦は「すっかり貧乏になっているが、貧乏につける薬はなく、麻酔薬もそのほかのどんな薬も効かなかった」[54]という。クロロホルムがわずか六週間でここまで有名になったのは、驚くべきことだった。しかし、年が明けた一八四八年、クロロホルムによる最初の犠牲者が出て、喜びは恐怖に取って代わられた。

十五歳のハンナ・グリーナーの人生は過酷だった。私生児として生まれ、幼い頃に虐待を受けていた彼女は、足の激痛に苦しめられていた。一八四七年十月、彼女はニューカッスル・アポン・タイン病院で、エーテル麻酔下で一本の足指の抜爪手術を受けた。彼女は、痛みは感じなかったが、頭がひどく重いと訴えた。翌年の一月二十八日の金曜日、彼女は二回目の抜爪手術を受けることになった。今度の麻酔にはクロロホルムが使われることになった。彼女の家に、外科医のメギソンと助手のロイドが到着した。ハンナは動揺し、手術を怖がっていたが、医師たちは彼女を落ち着かせて暖炉の傍に座らせた。義父がハンナの足を押さえている間に、メギソンはクロロホルムを布にしみ込ませ、彼女の鼻に当てた。

メギソンはのちに、「私は彼女にふつうに呼吸するように言いました…三十秒ほどたったところで、彼女の筋肉が硬直し、呼吸がやや速くなりましたが、喘鳴はありませんでした」[55]と証言した。ハンナの足にメスが入ると、彼女は足を引っ込めようとした。メギソンは、彼女は十分な無感覚状態にはなっていないと思ったが、それ以上はクロロホルムを投与しなかった。彼女の目を開けてみると、充血していた。メギソンはハンナの顔に大量の水をかけ、さらにブランデーを飲ませようとした。彼女はそれを少し飲んだ。それから彼女を床に寝かせて腕と頸の静脈切開を行ったが、効果はなかった。クロロホルムの吸入から三分もしないうちに彼女は死亡した。その日の午後、彼女の遺体の剖検

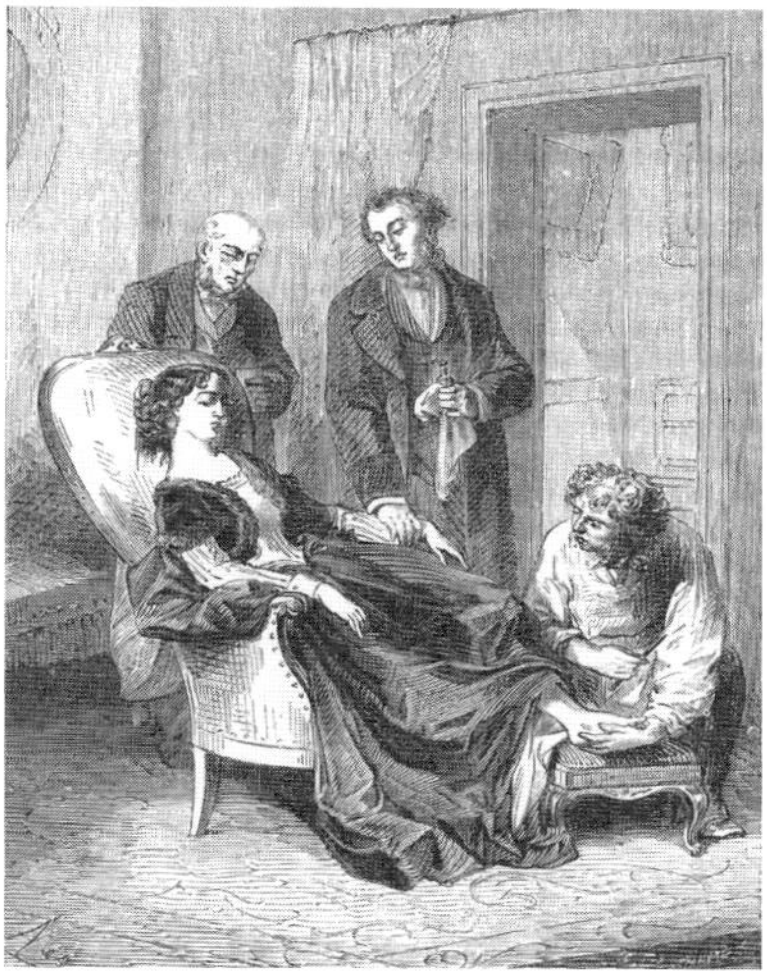

図6　ハンナ・グリーナーは1848年1月28日に死去し，クロロホルム麻酔による最初の死者となった。（Mary Evans Picture Library）

が行われた。

ハンナの死と、その後の検死陪審の詳細は、『タイムズ』紙で報道された。医学ジャーナリストたちも、彼女の突然死の原因を解き明かそうとした。ニューカッスル・アポン・タイン病院の外科医サー・ジョン・ファイフは、医学校の講師であるロバート・モーティマー・グローヴァーの協力を得て剖検を行った。グローヴァーは一八四〇年代初頭から動物を使ってクロロホルムの実験を行っていて、この研究によりハーバード・ソサエティーから金メダルを贈られていた。ハンナの剖検所見のうち特に印象的だったのは肺の顕著なうっ血で、これは、グローヴァーが行った実験でクロロホルムの投与により死亡したネズミでみられた肺のうっ血所見と一致していた。ファイフは陪審員に、「どんなに先見の明がある者にも、どれだけ知識がある者にも、どれほど進んだ科学にも、この症例に対してクロロホルムを使用してはならないとあらかじめ警告することはできなかった」と述べた。陪審員は、「ハンナ・グリーナーは、クロロホルム（の直接的な作用）による肺のうっ血により死亡した」と結論づけた。

しかし、事件は終息しなかった。シンプソンが評決に異議を唱えたのだ。彼は、ハンナが死亡したのはクロロホルムのせいではなく、水をかけブランデーを与えたことによる窒息死であると主張した。スノーの意見は違っていた。彼はメギソンにハンナの呼吸状態の詳細について質問し、クロロホルムの過剰投与が死因であると結論づけた。彼は、ハンナの体の動きは、麻酔の深度に一致していると主張した。腕の硬直は、彼女の麻酔深度が第三期に達していたことを示している。メギソンはすぐに彼女の鼻からクロロホルムを遠ざけたが、その影響は五十秒ほど持続するため、麻酔深度は回復不可能な第五期に達した。クロロホルムはハンナの心臓に作用し、彼女を死に至らしめた。このような事態を招いたのは、メギソンが吸入器ではなく布を使ってクロロホルムを投与したためである、とスノーは指摘した。

エーテルが使われるようになってからわずか数か月の間におびただしい種類の吸入器が発明されたが、一八四八年までに、ほとんどの医師たちがその使用をやめていた。クロロホルムをしみ込ませたスポンジや布を患者の鼻や口に押し当てるやり方のほうが、はるかに効果的であることがわかったからだ。必要なのは、シンプソンが言うところの「ただのハンカチ」だけだった。「吸入器は患者を怖がらせてしまうが、ハンカチを怖がる患者はいない」[56]。もちろん、金持ちの個人負担患者には絹のハンカチが使われた。しかし、少数の医師たちは、安全への配慮から吸入器を使い続けた。吸入器を使うと投与量が明確になるので、安全に麻酔をかけることができるからだ。スノーは、そうした医師たちを擁護した。ハンナの死は、彼が医師たちに再度注意を呼びかけ、患者に対してはクロロホルムを過度に恐れる必要はないと説く、絶好の機会となった。「今回の結果については、クロロホルムをハンカチにしみ込ませて投与する方法では作用が速すぎてしまう、という意味しかないと理解している。…別の方法で投与すれば、危険は回避できるかもしれない」[57]。クロロホルムの投与法とハンナに死をもたらした機序をめぐるスノーとシンプソンの対立から始まった論争は、両人の死後も続いた。クロロホルムは、呼吸器毒性と心毒性のどちらによって死をもたらすのだろうか。二十世紀になるまで、医師たちの見解は一致をみなかった。

こうした論争は別にして、ハンナの死が、クロロホルムに突然死を引き起こす性質があることを示していたのは明白だった。クロロホルムによる死亡事故は、一八四八年にさらに六件発生した。その内訳は、英国で一件、米国で二件、フランスで三件である。クロロホルムの危険性について、当初からこれだけの警告があったにもかかわらず、英国でもヨーロッパ大陸のほとんどの国でもエーテル麻酔に戻らなかったことは、麻酔の歴史のなかできわめて興味深く、驚くべき事実の一つである。医師が「一般的な知識と慎重さ」をもってエーテルを投与するかぎり、患者を死に至らしめることは「ほとんど不可能」である、とスノーは言った。

けれども彼も、ほかの医師たちと同じように、エーテルの代わりにクロロホルムを用いるようになり、それを非常に気に入っていた。彼はその理由を次のように説明している。「私は、火打ち石を使っていた人々がマッチを使うようになったのと同じ理由から、エーテルの代わりにクロロホルムを使うようになった。それは非常に使いやすいので、ときどき危険な事故が起こるとわかっていても、使うのをやめようとは思わないのだ」[58]。スノーがクロロホルムを扱うときには、その危険性は小さくなったようである。信頼できる推計によると、当時はクロロホルムの投与二五〇〇回につき一件の頻度で死亡事故が起こっていたが、スノーは四五〇〇回以上の投与で一件しか死亡事故を起こさなかった。彼は、吸入器の使い方を習得しようとしない医師にはエーテルを使うように勧め、クロロホルムをアルコールで希釈するだけでも危険を小さくすることができると教えた。しかし、彼の忠告を心にとめる医師はほとんどいなかった。

十九世紀を通じて、クロロホルムによる死亡事故は数百件も報告されている。フランスの外科医Ｊ・Ｅ・ペトルカンは、一八四九年にクロロホルムの使用をやめてエーテルに戻った、ヨーロッパの数少ない医師の一人である。

われわれのところでは、死亡事故はあっという間に起こった。…患者たちは…突然、クロロホルムの作用に屈した。彼らを蘇らせる方法も、この悲劇的な結末の前兆もなかった。これを見た私は、人間としてなすべきことを決意した。私は、この危険な薬品を使うのをやめた。…エーテルは常に無害だった。それは、患者の命を危険にさらすことなく、必ずよい結果を出していた。

ペトルカンはフランスの医師たちにエーテルを使わせようと働きかけたが、うまくいかなかった。「エーテルはほとんど忘れられ、クロロホルムの素晴らしさばかりが誇張されていた。…どうしても彼らの幻想を捨てさせることはできなかった」[59]。米国では、ボストンの外科医たちがペトルカンと同じ警告を発して、再びエーテルを使うようになっていたが、南部の州では依然としてクロロホルムが使われていた。英国の医師たちがクロロホルムを使い続けたのは、おそらく世界のほかのどの地域よりも、そのリスクが社会的に許容されていたことを反映している。一八七〇年の『ボストン内科外科ジャーナル』誌の論評には、「ニューイングランドの陪審員が英国の医師による故殺についてじっくりと審理を行えば、彼らに自分の責任を悟らせることができるだろう」と書かれている。この言葉は、大西洋を挟んだ両国の医事法制の違いをうまく要約している。

米国では、医療事故に対する訴訟が一八三〇年代から急増していた。クロロホルムがエーテルよりも危険であることが確認されると、ボストンの医師たちは、より危険な薬物を選んだと患者に訴えられることを恐れるようになった。眼科医ジョイ・ジェフリーズは一八七二年に、「陪審員に示される証拠はすべて、私が致死性のないエーテルを使用するべきだったことを示している。したがって、患者にクロロホルムを投与して死に至らしめた責任は…すべて私にあることになる」[60]と説明している。一方、英国の患者が医師を訴えることはずっと少なく、十九世紀を通じて麻酔事故に関する訴訟は一件もなかった。クロロホルム麻酔に伴うリスクを患者に容認させたのは、痛みに対する強い恐怖だった。その不安は、死に対する恐怖よりも強いようにみえた。

エーテルやクロロホルムによる痛みの忘却は、医学における人道主義が生活の質を高めるという古くからの約束を守るものだった。麻酔は、進歩の概念や文明の広がりと同義語になった。しかし、十九世紀の残りとそれ以降の時代の医師たちは、麻酔の危険性と、それを軽減する方法について頭を悩ませ続けることになった。

第3章　普　及

シャーロット、アン、ブランウェル、エミリーという四人の子をもつ牧師パトリック・ブロンテは、一八四七年に『リーズ・マーキュリー』紙に次のような文章を寄稿した。

すべての人道主義者は、このようなよい知らせをもたらした使者をたたえて万歳を唱えるべきである。…この問題をめぐる双方の学説を検討し、最も学識豊かで、優秀で、人間愛にあふれた医師たちの意見から判断するに、エーテル蒸気の吸入に関して、偉大で、有益で、重要な発見がなされたこと、そして、すべての人道主義者がこの発見を支援すべきであることは明白である、と思われる。

彼は、麻酔がどのような恩恵をもたらすことになるかを、よく理解していた。
一八四六年の夏、モートンがエーテルの実験をしていた頃、パトリックは白内障の手術を受けるためにマンチェスターを訪れていた。執刀するのは、マンチェスター王立眼科病院の設立者である外科医ウィリアム・ジェームズ・ウィルソンだった。パトリックはのちに、絶大な信頼をおいている医学書『グレアムの現代家庭医学』の余白に、この手術の様子を記録している。「瞳孔を開くため、最初に猛毒のベラドンナを点眼された。さらにもう一度。激しい痛みを感じたが、五秒ほどで消えた。十五分間の手術中…焼けるような感覚があったが…耐えられないほどではなかった」。手術後の感染を防ぐため、パトリックは一か月間、目に包帯をして暗い部屋で寝かされていた。看護婦が彼の世話をし、炎症を防ぐために、ヒルを使った瀉血なども行われた。彼は完全に回復した。「私の目は、一年間、ほとんど見えない状態だったが、神のお恵みと、外科医の技術、主治医の配慮、看護婦の献身的な世話のおかげで視力を取り戻すことができた。今では、文章を読んだり書いたりすることができるし、人に誘導してもらわずに歩くこともできる」[61]。しかし、手術に伴う出費は大きかった。ウィルソンの手術料はふつう二十～三十ポンドだったが、パトリックの手術は十ポンドにまけてくれた。それでも、彼の年収の四分の一が手術料に消えた。

パトリックは、白内障の手術に伴う「耐えられないほどではない」痛みを甘受するしかなかった。モートンがエーテル麻酔を発見するまでは、手術に痛みが伴うのはどうしようもないことだった。しかし、パトリックの喜びようを見れば、患者たちにとってエーテル麻酔が人道主義を体現するものであったことがよくわかる。ほとんどの患者が、エーテルの長所は短所よりも大きいと感じていたが、少数ながら、エーテルの刺激性に耐えられない患者や、使用を怖がる患者もいた。一部の医師は、麻酔はどんな場合でも用いてよいと確信していた。ジョン・スノーは、手術の適応がある患者なら、性別、年齢、疾患を問わず麻酔を用いてよいと主張しており、ジェームズ・ヤング・シンプソンも同じ意見だった。しかし、多くの医師は慎重で、リスクが小さい患者や痛みを軽減する必要性が高い患者に限って麻酔を用いていた。

麻酔が発見された当初の数十年間は、すべての手術に麻酔が行われたわけではなく、ほとんどの医師が、安易に麻酔を用いるべきではないと考えていた。われわれ現代人が、このような状況を理解するのは困難である。新たな発明の導入には新たな危険がつきものだということは、以前からよく知られていた。シンプソンは、鉄道や蒸気船、駅馬車などの新しい交通手段は、旅行や通信の分野に革命を起こすと同時に、命にかかわる事故も引き起こしていると指摘した。そして、麻酔の実施に批判的な人々に対して、自分たちは事故を理由に新しい交通手段を禁止することはなく、進歩と表裏一体の危険として事故を容認してきたのであり、麻酔の危険性についても同じことが言える、と反論した。痛みを取り除く新しい贈り物を普及させたいという彼の情熱には際限がなかった。しかし、多くの医師たちは、その危険性を警戒していた。

エーテル麻酔下の患者は、生と死が混ざり合った状態にあるように見えた。意識を失い、蒼白になり、無感覚状態に陥っている患者は、傍から見ると、生きているのか死んでいるのか、ほとんどわからなかった。痛みを取り除くためにここまで死に近い状態にしてしまうのは、やりすぎのように思われた。英国サセックス州の外科医で地質学者のギデオン・マンテルは、聖バーソロミュー病院での手術を見学したあとで、「エーテルが身体に及ぼす作用にはぞっとする」と記している。『ニューヨーク医学関連科学ジャーナル』誌も、エーテルは「上手に投与した場合でさえ、安全であるとは言いがたい」と警告している[62]。

エーテルが用いられるようになるまで、深い無感覚状態や意識消失状態は、昏睡、大量出血、窒息、溺水など、生死にかかわる状態と関連づけられていたからだ。

エーテルが身体に及ぼす影響は、時に劇的なものとなる。エーテルの蒸気は、既往の呼吸器疾患を悪化させるようだった。いくつかの例では、患者の顔は紫色になり、うっ血を起こした。ロンドンのある外科医は、エーテル麻酔下では出血量が増えたり創傷の治癒が遅くなったりして、「上手な手術の妨げとなる多くの変化」が起こる、と嘆いている。今日では、エーテルは血管を弛緩・拡張させることが知られている[63]。エーテルは、一部の患者に、痙攣、麻痺、炎症を引き起こし、血液を変色させるようにみえた。英国ブライトンの開業医ジェームズ・ピクフォードの実験によれば、エーテルを投与された患者の血液は、発疹チフスや黄熱病の患者の血液のように黒くなったという。米国陸軍の外科医ジョン・B・ポーターも、エーテル麻酔は危険すぎると主張した。「毒により血液が変質し、神経の作用や筋肉の収縮力が失われたり損なわれたりする。創傷は回復に適さない状態となり…非常に出血しやすくなる」[64]。

痛みを感じない状態を作り出すエーテルの作用は、アルコールに似た中毒性に由来すると考えられていた。アルコールは、最初のうちは身体を刺激するが、摂取し続けると身体機能を抑制し、摂取者はついには完全な中毒となり、昏迷状態に陥って、感覚が失われる。酔っ払って野外で寝ている間に顔の一部を豚に食べられてしまったアイルランド人男性の逸話は医学界では有名で、ダブリンのパークストリート医学校には、この男性の顔の蝋面が飾られていた。スコットランドにも同じような逸話がある。ある男性が、結婚式で酔っ払って昏迷状態になっている間に睾丸を切り取られてしまった、と判事に訴え出たというのだ。

患者に十分な量のエーテルを吸入させれば、最初の興奮状態を起こさず、無意識・無感覚状態にすることができた。けれどもなかには、エーテルを吸入しても感覚が全然鈍くならなかった、と不平を言う人々もいた。歯科医ジェームズ・ロビンソンのもとで抜歯のためにエーテル麻酔を受けた、体格のよい男性的な風貌の女性がそうだった。詳細な質問をすると、彼女は「景気づけ」にジンを二杯飲んできたことがわかった。ロビンソンはそれを聞いて安心した。大酒飲みやアヘン中毒者にはエーテル麻酔が効きにくいと考えられていたからだ。

人々が何よりも興味をもったのは無意識の状態だった。エーテル麻酔が効いている間、その人の心に何が起きているのだろうか?多くの患者が、その間は時間の経過を感じていなかった。彼らは、目覚めたときには手術はまだ始まっていないと思っていて、切断した手足の断端や、傷に包帯が巻いてあるのを見て、初めて手術が終わったことに納得した。手術の間中、ぶつぶつと喋ったり、うめいたりしていた患者でさえ、なんの痛みも感じていなかった。鮮明な幻覚のような夢を見る患者は多かった。快い夢もあった。ある人は、「楽しい時間は、あっという間に過ぎ去ってしまう」と言った。一方で、心の奥底にある闇に自分自身を引きずり込むような、不快な夢もあった。ある患者は、「溺れる夢だった。耳の中に水が入ってきて、息苦しく、もうおしまいだと思った。痛みはなく、もがきもせず、生きるために力を尽くそうとも思わなかった」と振り返った[65]。アヘンなどの麻薬の向精神作用はよく知られており、詩人サミュエル・テイラー・コールリッジのような麻薬常用者は、アヘンがもたらす悪夢の底知れぬ恐怖をいやというほど味わっていた。麻酔中にみる不快な夢は、これと同種のものとして説明された。それでは、エーテルによる意識の喪失が、長期的な影響を及ぼすことはあるのだろうか?

一八四〇年代の後半、精神疾患に対する社会の関心はピークに達していた。一八四五年には、英国のどの地方にも貧しい精神病患者のための保護施設を設立することが法律により義務づけられていた。ジョン・コノリーをはじめとする初期の精神科医たちは、精神疾患の先駆的なモデルを構築し、分類を行い、患者の身体を拘束したり罰したりせずに、彼らを行儀の悪い子どものように扱う「道徳的な治療」を呼びかけた。しかし、精神疾患の原因が器質的なものにあるのか、環境にあるのかについては、意見が分かれていた。エーテルによる短時間の無意識状態が、心に永続的な影響を与えたり、人格を変えたりする可能性も考えられなくはなかった(シンプソンは即座に、麻酔は眠りのようなものであり、麻酔により長期的な影響を受ける人はいないと反論した)。ドイツの外科医ヨハン・ランゲンベックは、麻酔は真実を明らかにしただけだと強調した。「エーテルは、敬虔な人には祈らせ、ごろつきには短刀を抜かせ、怠け者には居酒屋で酒を飲ませるだろう。夢見る人は、音楽を聴いたり、美しい景色を見たり、豪勢な食事をしたり、美女と戯れたりするかもしれない」[66]。ロンドンのスノーも同じ意見だった。「ワインを飲むと本性が現れるという格言は、クロロホルムやアルコールにも当てはまる。本当に『道徳的』な女性は、どんなときにも『不道徳』な言葉を発したりしない」[67]と断言した。

麻酔は女性に恩恵をもたらした。当時、病院で手術を行う場合には、学生たちが周りを取り囲んで見学するのが常だった。けれども今や、女性たちは看護婦と医師しかいない間に麻酔をかけられ、学生たちが見学している間は、麻酔のおかげで、無意識が彼女たちの慎みを守ってくれるようになったからだ(外性器周辺の手術の場合、スノーは女性を眠らせてから脚を上げて固定した）。ほかの医師たちはまだ、麻酔が文明と野蛮の間、すなわち、適切な行動と不適切な行動の間にある壁を取り払ってしまうと思い込んでいた。

エーテルは、患者を中毒にし、興奮させ、抑制を取り除き、饒舌にした。ジェーン・エヴァンズは、リバプール病院で白内障の手術を受ける前にエーテルを吸入したところ、ヒステリー状態となり、「あらまあ、落ちていくわ！」と叫んだ。そのまま手術が行われ、彼女は痛みを感じていなかったが、目覚めるときにもまだ「落ちていく感じ」を覚えていた。彼女はワインを一杯飲んで、ようやく「完全に意識を取り戻した」[68]。ヴィクトリア時代の女性たちは道徳や礼儀作法などの社会規範に縛られていたため、エーテルにより自制心を失うことを不安に感じる人もいた。シャーロット・ブロンテは、エーテルのことを初めて知ったとき、即座に、それを使って前歯を「抜いて並べ直してもらえるかもしれない」と考えたが、知人のキャサリン・スウェインがエーテルを吸入したときの話を聞いて驚愕し、友人のエレン・ナッシーに、「エーテルを吸入するかどうか、じっくり考えなければならないわね。笑い者になりたくはないもの」[69]と言ったという。一部の人々は、自制心を失うことよりも、意識を失うことのほうを不安に思った。

ウィーンの歯科教授モーリッツ・ハイダーは、麻酔は問題を解決する以上に、新たな問題を生じさせてしまうかもしれない、と警告した。軽率で良心に欠ける歯科医は、「麻酔を用いないときよりもさらにいい加減な仕事をするかもしれない。患者の歯を折り、抜く必要のない歯を抜き、軟部組織を傷つけてしま

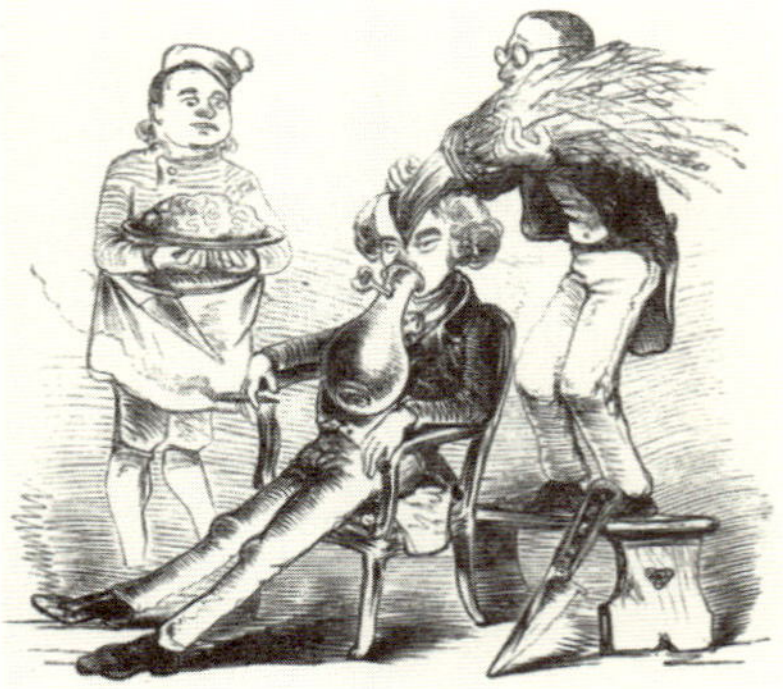

図 7　万能薬エーテルは愚かさを治す
愚か者の頭に詰まっている麦わらを，なんの痛みもなく取り出して，代わりに脳味噌を入れてやることができるからだ。(Mary Evans Picture Library)

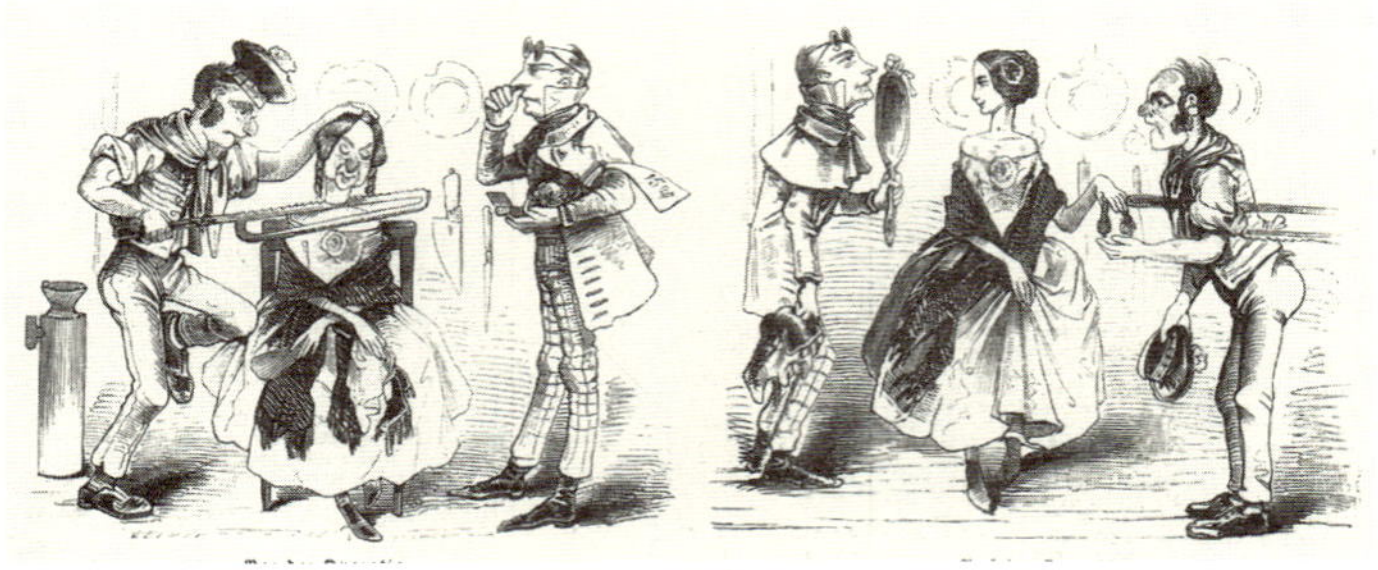

図 8　エーテルは醜さも治す
醜い顔を美しい顔とすげ替えてしまえばよい。(Mary Evans Picture Library)

うかもしれない」[70]というのだ。こうした不安は風刺漫画にも取り上げられ、麻酔から目覚めたら歯を全部抜かれていた患者の絵などが描かれた。その一方で、手術の痛みを取り除くエーテルが、まったく新しい世界を切り開くというイメージも生まれた。無痛手術は、シャーロット・ブロンテが想像したように、歯並びをよくすることを可能にするだけでなく、容姿をよくしたり、知能を高めたりすることも可能にするかもしれないというのである。

麻酔の発見に伴う新しい状況に適応しなければならなかった

のは患者だけではない。外科医たちは昔から、ある種の手術の際には患者の協力をあおいでいた。手術中に患者に指示して、筋肉に力を入れさせたり、特定の姿勢をとらせたりしていたのだ。ロバート・リストンは、一八四六年の『外科手術講義』に、「患者からの十分な協力がなければ、外科医は手術を成功させることができない」と書いている。例えば、瘻孔の手術をするときには、患者は立ったまま手術台に覆いかぶさるような姿勢でいなければならなかった。エーテル麻酔が患者を無感覚にし、身体を動かせなくしてしまうなら、新しい方法を考案しなければならない。患者の意識を失わせることには、こうした実践上の問題のほかに、道徳的な問題もあった。フランスの生理学者フランソワ・マジャンディーは、「患者に痛みを感じさせずに手術をするという立派な目標を掲げてはいるが、彼らは患者を中毒にしてその機能を極端に低下させ、死体のようになった身体を切り刻んでいるにもかかわらず、罰を受けることも、苦しみを感じることもない」と、厳しく非難した[71]。しかし、ほとんどの外科医にとって、痛みを取り除くという人道主義的な長所は、道徳的な懸念を鎮めるのに十分だった。痛みを取り除くことこそ道徳的だと信じて疑わないシンプソンは、痛みを伴う手術を擁護する外科医たちは歴史によって厳しく裁かれるだろうと警告した。

最大の懸念の一つは、エーテルが、不必要な手術を助長してしまうことだった。ロンドンの外科医は手術に夢中になっている、と『ランセット』誌は糾弾した。地球の裏側のオーストラリアでも、一八四七年六月にシドニーでエーテル麻酔を用いた手術が数件行われると、『オーストラリア医学ジャーナル』誌が、「今や大流行のエーテル」に警戒するように呼びかけた[72]。確かに、ロンドンとボストンでは、エーテル麻酔が用いられるようになったあとの手術件数は、それ以前の二倍以上になっていた。しかし、この劇的な増加が、不必要な手術や実験的な手術のせいであるという証拠はない。むしろそれは、以前から問題を抱えていたが、痛みを恐れて手術を拒否してきた患者が、手術を受ける決心がついたからだと考えられる。一八四七年二月には、幼い頃から膝関節の障害に苦しんできたトマス・フッドという十三歳の少年が、聖ジョージ病院でエーテル麻酔を用いた大腿切断術を受けた。また、フランシス・クレイトンという農夫は、十一年前から膝関節内の浮遊軟骨に悩まされてきたが、一八四七年八月に、ようやく軟骨の除去手術を受けた。麻酔が発見されるまで、患者はしばしば手術を受けることをしぶり、小さな損傷が放置されて感染の原因になっていた。痛くはないという説得は、しりごみする患者たちを手術に同意させるのに大いに役立った。一八四七年一月には、ロンドンのセントキャサリンズドックという船着き場で、砂糖の大樽が労働者の脚の上に落下する事故が起きた。外科医によると、この労働者は脚を複雑骨折したにもかかわらず手術を拒否していたが、エーテルを使うので痛みはないと約束すると、手術に同意したという。

一八四七年十一月を境に、エーテルをめぐる論争は、クロロホルムをめぐる論争に取って代わられた。論争の中心になったのはクロロホルムの使用に伴う生理的リスクで、特に、痛みにはどんな機能があるのかという問題がさかんに議論された。エディンバラの外科医ジェームズ・ミラーは、エーテル麻酔が用いられるよりも前に、迅速な手術が患者にとって望ましい理由を、「痛みを感じる時間が短くなるだけで、身体の回復力にとって非常に有利になるからだ」[73]と説明している。スノーの同様の主張も、単純で説得力があった。

手術の危険性の大きな部分を占めているのは、手術に伴う痛みである。痛みは患者をショック状態にし、その状態から回復できない患者もいる。…手術の前の麻酔は…患者に希望を与え、元気づける。手術中には、痛みによる失神を防ぐことができる。実際、大出血はめったに起こらず、手術中の失神は、出血によるものよりも痛みによるもののほうが多いのだ[74]。

しかし、痛みは必要不可欠なもので、外科手術の危険性を低下させる機能がある、という昔ながらの見解も根強かった。こうした見解をもつ人々は、痛みは自然がデザインしたものであり、重要な機能を担う自然現象である、と解釈していた。ある外科医は、直腸に関する論文で、「われわれは常に、痛みは恵みとして与えられた、と理解している」[75]と述べている。ジェファーソン医科大学の産科学教授で、生涯、麻酔に反対し続けたチャールズ・メイグズは、「自然の生理的な力は、われわれが楽しみ、あるいは苦しむようにと神が定められたものであり、医師がこうした力の働きに逆らうような処置を行うこと」に疑問を投げかけた。彼はまた、外科手術の痛みを取り除くことは、「人間全般に備わった条件の一つを否定することであり、疑問のある行為である」[76]と主張した。これに対してシンプソンは、それを言うなら、馬車や鉄道を利用することも、人間全般に備わった条件の一つを否定することではないか、と反論した。

麻酔に伴う危険をできるだけ小さくするため、外科医たちは、心疾患、呼吸器疾患、てんかんなどの慢性疾患のある患者を除外した。また、大手術に限って麻酔を用いるようにした。小手術でも足指の抜爪手術などは非常に痛いが（クロロホルム麻酔による最初の犠牲者ハンナ・グリーナーが受けた手術も足指の抜爪手術だった）、このような手術には麻酔を用いないようにしたのだ。『ランセット』誌も、「つまらない」手術のためにクロロホルムの使用という危険を冒すべきではないとして、この方針に賛成した。しかし、わずか十八か月の間にロンドンで七人もの死者が出ると、医学雑誌はもっと厳しい方針を提案するようになった。一八五四年にガイ病院でさらなる死者が出ると、『ランセット』誌は、「脚の切断手術に伴う痛みの強さや持続時間は、死の危険を冒すことを正当化するほど、ひどいものだろうか？患者を無感覚状態にしないと、外科医は手術ができないのだろうか？そんなことはない」[77]と主張した。どのくらいの外科医がこの主張に賛成したのかは不明だが、麻酔の使用が制限されるようになったことは事実であり、英国の元首相の手術にさえ使われなかった。

ヴィクトリア女王の寵臣で保守党の有力政治家だったサー・ロバート・ピールは、一八五〇年六月二十九日にハイドパークで乗馬をしていたところ、馬が暴れはじめて落馬し、踏みつけられてしまった。彼は通りがかりの人々に助け出され、ホワイトモール・ガーデンズの自宅に運び込まれて、食卓の上に寝かされた。鎖骨と、数本の肋骨と、脚の骨が折れていて、骨の破片で皮下出血が起きていた。王立外科医師会の前会長であるサー・ベンジャミン・ブローディーと聖ジョージ病院の外科医シーザー・ホーキンズがピールを診たが、ピールは「痛みに過敏」であったため、十分に診察することができなかった。高名な医師たちは、ヒルを使って炎症を抑えようとし、負傷した部位には包帯をしたが、それは彼に激痛を与えた。負傷の影響でピールは徐々に衰弱していき、事故から三日後の七月二日に死去した。剖検は行われなかったが、肺炎を起こしていたようだった。ヴィクトリア女王の言葉によれば、英国中の人々が「父親を亡くしたように」哀しみに暮れた。遺体が埋葬される日には、工場は止められ、商店は閉められ、半旗が掲げられた[78]。ブローディーの伝記作家は、何年もあとにこの事故について考察し、ピールにクロロホルム麻酔をかけていれば、「折れた骨を正しい位置に戻したり、取り除いたりすることは容易にできたかもしれない。必要なら、傷ついた血管を結紮することもできただろう」と述べている。しかし「当時は、そんなことは考えられなかった」という[79]。ブローディーもホーキンズも、ピールが死去した頃にはクロロホルムのことをよく知っていた。ひょっとすると、彼らはピールにクロロホルムを使うのは危険すぎると思ったのかもしれないし、ピールがそれを拒否したのかもしれない。いずれにせよ、悲劇的な事故だった。

麻酔の使用を特定の患者に制限するには、患者一人一人の感受性を説明するのが難しいという問題があった。ピールのように痛みへの感受性が強すぎる患者もいれば、冷静かつ気丈に痛みに耐えられる患者もいた。医師たちはそうした違いを古典的な身体観から説明し、手術のストレスや痛みに対する患者の反応は一人一人違っていると理解していた。一八五一年五月には、ガイ病院で、ジョン・ホアというポーターが麻酔なしで直腸瘻の手術を受けた。彼は四つん這いになり、外科医ヒルトンが、はじめはゾンデを使い、次に直腸鏡を使って直腸瘻の位置を特定しようとしたがうまくいかず、手術は中止された。ホアは「立派に手術に耐え、尻がずきずきすると訴えただけ」でベッドに戻った。哀れなウィリアム・ガスコットのように、もっと苦しんだ患者もいた。一八五〇年に切石術を受けるためにキングズカレッジ病院に入院した彼は、外科医ウィリアム・ファーガソンが尿道からゾンデを通して石を探っている間、激しい痛みに苦しめられた。クロロホルムは投与されていなかった。その晩、次の手術のことを考えて絶望したガスコットは首つり自殺をはかった。蘇生術が施されたが、彼は二日後に死亡した。外科医たちは、患者本人が手術にどのような見通しをもっているかが、その転帰に大きな影響を及ぼすことをよく知っていた。内科医C・J・B・ウィリアムズは、「『死ぬほど怖い』などの言い回しは、言葉のあやであるとはかぎらない」[80]と記している。スノーは一八五八年に、麻酔が発見される以前の手術中に起きた突然死のうち、恐怖や痛みに原因があるとしか考えられないものは無数にある、と述べている。

感受性は、性別、年齢、社会階級によっても違ってくると考えられていた。昔から、女性は男性に比べて外的および内的な感覚に敏感であるとされてきた。十九世紀の医師たちは、女性のすべての特質（精神、感情、行動、健康、体力）の基礎には、女性の生理的特徴があると考えるようになっていた。そして、国家の娘、妻、母としての女性の運命は、生物学的に定められているとされていた。内科医マイケル・ライアンは、生活の公的な面と私的な面が分けられたことで、男女の生まれもった特質をさらに強化する環境が作られたと主張した。女性には、肉体的にも知的にも男性の下位にあることが期待された。それを助長したのが、女性は結婚することにより財産の所有権も遺産相続の権利も失い、すべてが夫のものとなるとする法律だった。同様に、男性の生理的特徴（体力と合理性）は、男性に最大の権威と公務に従事する能力を認める根拠とされた。それは複雑な二分法だった。なぜなら女性は、生理的にも知的にも男性に劣っているとされると同時に、男性よりも道徳的で、繊細な身体をもつとされたからだ。女性は社会道徳の守護天使だった。

当時の文学には、そうした考えが色濃く反映されていた。サラ・スティックニー・エリス夫人は、一八三九年に、「あなた方には重大な責任があり、なんとしても守らなければならない権利があります。国家の道徳的繁栄を守護するのは、あなた方なのです」[81]と女性たちに呼びかけている。女性には、娘として、妻として、母として、献身的かつ模範的に生きることで、国家の道徳的な性格を形づくる義務があるというのが彼女の主張だった。彼女はまた、女性の「至上の義務」は「耐え忍ぶこと」であると、何度も念を押した[82]。外科医で産科医のJ・ロバートソンは、一八五一年に、女性は「家庭に善良で人間的な影響を及ぼす。女性の道徳的な性質は、キリスト教の信仰により浄化され、高められたときに、そうした影響力を発揮するのに特に適したものとなる」[83]と述べた。こうした見方は、中流階級の女性が教育を受け、職に就き、経済的に自立することを著しく制限していた反面、麻酔の恩恵を受けやすい立場においた。その一方で、労働者階級の女性たちは、長時間の労働と家事に明け暮れていた。

エーテルの作用を「anaesthesia（麻酔）」と呼ぶようにモートンに助言したオリヴァー・ウェンデル・ホームズは、「女性の苦痛の感じ方は、男性に比べてはるかに豊かである。女性には、なんと多様な種類の頭痛があることか！」[84]と言った。エドワード・ウォレン（モートンと組んで最初にエーテル麻酔下で手術を行った外科医ジョン・コリンズ・ウォレンの兄弟）は、「多くの女性は、精神的にも肉体的にも敏感であるため、強い痛みや長時間の痛みに耐えることができない。痛みは女性をみるみるうちに衰弱させるほか、長患いの原因にもなる」[85]と主張した。医師たちは、女性の痛みは取り除いたほうがよいという点では意見が一致していたものの、女性の身体の敏感さが麻酔の危険性を高めることを危惧していた。

モートンは、「女性と子どもに対しては…クロロホルムは、より迅速に、より完璧に作用する。それゆえ、より危険であると言える」と記しているが、これはおそらくエーテルへの愛着ゆえの言葉であろう[86]。

英国のある外科医は、『米国医科学ジャーナル』誌で、ヒステリーを起こしやすい女性は「興奮しやすい動物」並みであると主張している[87]。スノーは、女性がヒステリーを起こしても、いつもどおりに麻酔をかけ、その効果がヒステリーに打ち勝つまでクロロホルムの吸入を続けさせるように指示した。「私は、患者がヒステリー体質であるから手術にクロロホルムを使用するべきではないとは考えない。クロロホルムを使用しない場合、患者は痛みによってヒステリーの発作を起こしやすくなるからだ」[88]。しかし、ある若い既婚女性がクロロホルムを吸入して「激しいヒステリーの発作」を起こしたときには、外科医はスノーに麻酔をかけるのをやめさせた。三十分たってもヒステリーは収まらなかったが、スノーは再びクロロホルムの投与を始め、今回は患者を無感覚状態にすることができた。当時は、生理中の女性はヒステリーの傾向が強まると考えられていたため、ほとんどの外科医が、これを悪化させることを恐れて手術を避けていた。しかし、スノーは一向に気にせず、「私は月経による悪影響を経験したことがない」と言っていた。

男性の感受性、これは別の問題だった。当時は、苦痛に対して平然としていることが、男らしい美質とされていた。ボストン医学改善学会は一八六一年に、「筋骨たくましく、血気さかんな男性には、麻酔をかけにくい」と断言している[89]。男性的な強さの例として最もよく引き合いに出されたのは、戦場で負傷した兵士の快活さだった。米国陸軍外科部長のジョン・B・ポーターは、「兵士たちは勇敢で胆力がすわっているうえ、戦闘による高揚もあるため、ほとんどの手術で痛みを感じない」[90]と自慢していた。実際には、体格のよい、筋肉質の患者は、暴れはじめると手がつけられないという意味で麻酔をかけにくかった。スノーの記録によると、クロロホルム麻酔下で最も激しく暴れたのは、ロンドンのさまざまな劇場に出演している有名な道化役者であったという。

医師が患者に麻酔を使用するかどうかを決定する際には、人種も考慮された。その根底には、白人に比べると、有色人種は痛みに対してはるかに鈍感であるという思想があった。米国の内科医サイラス・ウィアー・ミッチェルは、「野蛮人は、われわれのようには痛みを感じない」[91]と述べている。人種による感受性の差の例としてよく引き合いに出されたのは、分娩だった。シンプソンは、「未開の地の女性が…分娩の際、自然に麻酔をかけたような状態になる」のに対して、文明社会の妊婦は激しい痛みを感じ、そのうえ、社会階級によって感受性に差がある[92]とした。英国の外科医チャールズ・クレイは、一八四二年に、マンチェスターの労働者階級の女性たちは「きわめて無感情」な状態で出産する[93]、と記録した。文明化とともに感受性が増すことは、興味深く、気がかりな反作用のように思われた。外科医トマス・トロッターは、その著書『神経気質概説』（一八〇八年）において、文明の広がりが作り出す「繊細な感覚は、洗練された喜びだけでなく、より激しい痛みももたらす」と警告した。

米国の婦人科医ジェームズ・マリオン・シムズは、膀胱腟瘻の新しい修復術を開発したことで知られている。膀胱腟瘻は、しばしば分娩時の損傷がきっかけとなり、持続的な失禁により女性たちを悩ませる疾患だ。シムズは、新しい修復術を開発するため、一八四五～四九年にかけて、アラバマ州で三人の黒人女性を被験者として、それぞれに約三十回ずつ手術を行った。彼の精巧な修復術の有効性は明らかで、数世代の女性たちがその恩恵を受けた。しかし、痛みに対する感受性に関するシムズの考え方は、当時の多くの人々と変わりなかった。彼は、この黒人女性たちに対する手術をすべて麻酔なしで行ったのだ。そして、被験者に黒人女性を選んだ理由を、彼女たちが奴隷で命令に逆らえない立場にあったからではなく、痛みに対する閾値が高いからだ、と説明した。白人女性は痛みに敏感なので、被験者になることなど耐えられないというわけだ。

女性のほかに、子どもと老人も痛みに弱いと考えられていた。子どもはエーテルやクロロホルムによく反応し、麻酔をかけはじめるときに興奮状態になったり暴れたりすることが少なかった。ボストンやロンドンの外科医は、同じ手術の場合、大人より子どもに麻酔を使用することが多かった。現場の外科医にとって、麻酔は、手術中に子どもをじっとさせておくという、これまで困難だったことを容易にするものだった。麻酔は、子どもでも激しい痛みを伴う手術を受けられるようにした。その一例が砕石術だ。砕石術は、膀胱内の石を砕いて排出させる手術で、エーテル麻酔が普及するまでは、子どもに行うべきではないとされていた。スノーは、ごく幼い子どもに麻酔を使用することを擁護し、生後数日の乳児への麻酔も問題ないと主張していた。これに対して、マサチューセッツ総合病院の外科医ヘンリー・J・ビゲローは、子どもは手術時の痛みを予想することも記憶することもないので麻酔をかける必要はない、と主張していた。

麻酔の危険性を回避しつつ、痛みなしで手術を行う最も簡単な方法は、エーテルやクロロホルムを吸入させる以外の方法で患者の感覚を鈍麻させることである。一八四七年、ブライトン病院の外科医ジェームズ・アーノットは、寒冷刺激によって感覚を鈍麻させる先駆的な手術を行った。彼は、簡単な装置があればよいと言った。仔ブタの膀胱、数キログラムの氷、それに少々の塩である。これらを使って皮膚を零度以下まで冷やすと、皮膚の感覚が麻痺して、メスを当てられても痛みを感じなくなる。アーノットは、長年にわたって精力的に麻酔の危険性を説いてまわり、小冊子を出版したり、パリやロンドンで自分が考案した冷凍法を実演したりした。彼は、冷凍法は安全なだけでなく、費用もかからないと強調した。「静脈炎の手術のために冷凍法を用いたときには、看護婦から借りたヘアネットを袋の代わりにした。中に入れるものも、負けず劣らず安かった。折しも外は雪嵐だったので、戸口で雪を集めてきたのだ」。一部の外科医がときどき冷凍法を使ったが、聖バーソロミュー病院の外科医ジェームズ・ページェットは、「凍った皮膚は、人間の皮膚というよりは固い石鹸のようで切りにくく、メスの使い方を少々工夫する必要がある」[94]と警告している。そのうえ、冷凍法による無感覚状態は、エーテルやクロロホルムによる無感覚状態と比較できるような質ではなかった。

麻酔には危険性もあったが、麻酔が使用されるようになったことで外科手術の転帰が改善されたという証拠がある（ただし、感染や出血の問題は続いていた）。シンプソンは統計データを集めて、英国の病院でエーテル麻酔が行われるようになったことで、大腿、脚、腕の切断術における死亡率が百件当たり二十九件から二十三件に低下したことを示した。なかでも最も危険な大腿の切断術における死亡率は、二件に一件から四件に一件まで低下していた。スノーはシンプソンに、自分が麻酔を担当していた聖ジョージ病院でのデータを渡した。それによると、聖ジョージ病院での死亡率は十パーセントで、全病院での死亡率の平均が二十パーセントであったのに比べてはるかに低かった。死亡率が低下した原因は、痛みなしに手術を受けられると知った一部の患者が、より早い段階で手術を受けることを決断できるようになったせいかもしれない。こうした数字は医師たちの懸念を打ち消すものではなかった。ロンドンの病院では、一八六〇年代まで、麻酔は選択的にしか使用されていなかった。しかし、有料の医療を受けられる個人負担患者については、事情は少し違っていた。

当時は、中流階級以上の人々は、病院ではなく自宅か医師のオフィスで治療を受けていた。パトリック・ブロンテのように田舎に住んでいた人々は、最寄りの街まで出て、医師の診察を受けていた。長期にわたる治療を受ける場合や手術を受ける必要がある場合には、誰かの家に間借りしたり、ホテルに逗留したりした。数千件の手術が、家族や友人の立会いのもと、こうした場所で行われた。十九世紀の末まで、病院は貧乏人や労働者階級のための場所だった。病院での地位をもつ外科医や内科医も個人診療を行っていて、収入の大半は個人診療から得ていた。病院では、組織の権威と外科医の独裁が強く結びついており、病院側が麻酔は危険だと判断すれば、患者がどんなに希望しても麻酔を使用することはなかった。しかし、病院の外では、医師の個人診療が成功するかどうかは、患者の希望をどれだけかなえられるかにかかっていた。ほとんどの患者は痛みを嫌い、麻酔を希望した。そして医師たちは、自分が患者の希望を聞かなければ、患者はほかの医師のところに行ってしまうことをよくわかっていた。

スノーは、一八五四年に、抜歯を受ける高齢の男性にクロロホルムを投与している。この患者の主治医は、心疾患が疑われるので麻酔をかけるのは危険だと言い、セカンドオピニオンを求められたスノーも、その危険性を指摘した。それでも患者は、スノーが麻酔をかけてもよいと考えるなら、「クロロホルム麻酔を受けたいと強く希望していた」。スノーは、患者の家族にはこの計画について何も言わずに手術に臨み、麻酔をかけたが、幸い、不愉快な副作用はなかった。これほど幸運ではない患者もいた。一八五〇年にチャールズ・ブリークが『ランセット』誌に報告したところによると、ある女性は、乳房切除術を受ける際にクロロホルムの使用を求めたが、麻酔により虚脱状態に陥った。医師たちは、「顔から血の気がひいて蒼白になり、唇、耳たぶ、爪が紫色になった」彼女に、蘇生術を施さなければならなかったという[95]。当時は、ほとんどの医師が、日常の診療の一環として自分で麻酔をかけていた。けれどもロンドンでは、スノーが先駆けとなって、新しい役割を担う専門医が誕生していた。麻酔科医である。

スノーは、麻酔の歴史のなかでひときわ目立つ存在である。彼は麻酔の科学的原則を確立し、ロンドンの麻酔科医のリーダー的な存在であっただけでなく、日々の仕事について、素晴らしいエビデンスを残した。彼の症例記録のうち、一八四八〜五八年のものが現存している。これを見ると、彼があらゆる年齢層、国籍、性格の患者に麻酔をかけていて、その数は四五〇〇人近くにもなっていたことがわかる。スノーは、百人以上の外科医や七十人近くの歯科医と一緒に仕事をし、ロンドンのすべての大病院、多くのホテル、貸間、歯科診療所に出向いて麻酔をかけた。彼を頼って、英国の湖水地方、ボルトン、リーズ、チェスター、ワイト島からはるばる旅してくる患者もいれば、はるか彼方の米国、フランス、中国、オーストラリアからやってくる患者もいた。ある五歳の少女はボンベイからやってきた。スノーは少女にクロロホルム麻酔をかけ、外科医ウィリアム・ファーガソンは、右の鼻孔から、ポリープのような病変をすくい取り、それから、ソラマメよりも大きい、卵形の柔らかい物体を取り出した。それは、インドの少女が鼻に入れてしまった、小さなオレンジの実だった。この症例をめぐっては、インドとマルタの医師の見解が対立し、大きな論争になっていた[96]。

という。

強烈な印象を残した患者もいた。スノーは、「心霊術を信じており、自分は念じるだけでテーブルの上の皿を動かせると思い込んでいる女性」のことを、あきれた様子で記録している。

麻酔を成功させるには、患者の管理に長けている必要がある。スノーのカルテを見ると、彼がロンドンではもちろん、ロンドンの外でもエキスパートとして認められていたことがよくわかる。例えば彼は、ファーガソンという医師から、ホーズ夫人という患者について相談を受けている。ホーズ夫人にはてんかんの持病があったうえ、子どもに授乳していた。ファーガソンは、彼女が歯を二本抜くのにクロロホルム麻酔を受けたいと言うのを断念させようとしていたが、なかなか説得できないので、スノーに診てもらうことにした。相談を受けたスノーは、「私が診て問題ないと判断した場合には、クロロホルムを使ってかまわないだろう」と記録している。結局、ホーズ夫人は問題なくクロロホルムを吸入し、順調に回復して、クロロホルムの香りと効果は「非常に心地よかった」[97]と言ったという。スノーの厳格なヨークシャー気質と、あらゆる階級の患者の性格を的確にとらえる観察眼は、患者の管理に大いに役立った。

一八五〇年四月、スノーは、脚の切断端の激しい痛みに苦しむ初代アングルシー侯爵を往診した。侯爵は、ウェリントン将軍の副官として一八一五年のワーテルローの戦いに従軍したときに片脚を負傷し、膝上で切断していた。この手術時に彼が見せた剛胆さは有名で、ぴくりとも動かず、脈拍の変化もなく、ただ、「外科医の鋸がなまくらだ」とだけ言ったという。侯爵は、八十二歳になった一八五〇年にも、いまだに切断端の発作的な痛みに苦しんでいた。スノーは切断端にクロロホルムを塗布してみたが、痛みは消えなかったため、侯爵にこれを吸入させた。記録によると、クロロホルムを吸入した侯爵は、陽気になり、元気になったという。スノーは、痛みが消えるまで侯爵に繰り返しクロロホルムを吸入させた。スノーが切断端の処置をしている間に、侯爵は、数か月前に英国領モーリシャス島の軍艦で砲兵が死亡したという知らせを受け取った。その砲兵は、ハンカチにしみ込ませたクロロホルムを吸入して指の切断手術を受けたが、その後、蒼白になり、呼吸も脈も停止してしまい、蘇生させられなかったのだ。これを聞いたスノーは侯爵に、クロロホルムの吸入に向かない人もいることを教えた。しかし、クロロホルム麻酔を受けたいという侯爵の気持ちはゆるがなかった。数週間後、スノーは再び侯爵の往診をしたが、侯爵は、クロロホルム麻酔下で、会議か晩餐会に出席しているかのように演説をしたという。

患者の多くは励ましと思いやりを必要としていた。ディッキンソン夫人のように恐怖を感じている患者は、特にそうだった。彼女には動悸があり、クロロホルムを使用することに不安があった。しかし、スノーの観察によると、麻酔が効いてくるにつれ「恐怖で蒼白になっていた顔色に血の気がさしてきた」[98]

という。時には、手術そのものに対する恐怖を和らげる必要があった。「外科医のディクソン氏は、この症例にクロロホルムを使うことに反対だったが、その効果は満足すべきものだった」[99]とスノーは一八五二年に記している。独裁的な外科医が麻酔の邪魔をすることもあった。その一例が、一八五四年五月のスノーの記録に残されている。

この症例では、S医師は、私が確認するのを待たずに手術を開始してしまった。私は患者の動きを見て、まだ感覚が残っているとS医師に教えた。すると彼は、「私のほうがよくわかっている。手術をしているのは私だし、彼は動いていない」と言った。けれども患者はまだ意識を失っておらず、私の顔を見上げていた。手術後、私はS医師のところに行き、患者は手術中に意識があったと思うと小声で言った。それから患者のもとに戻り、どんな気分かと尋ねると、彼は「ひどい気分です」と答えた。…彼はそのまま失神し、同時に痙攣を起こした。患者はベッドから半分落ちそうになったが、もとの場所に戻された。それからS医師が、水にひたしたタオルの端で患者の顔を叩いた。患者は一、二分で回復した。…彼はわれわれに、手術中も感覚があったと言った。

ほかの医師たちと同様にスノーも、喘息、てんかん、狂犬病、破傷風、コレラをはじめとする伝染病など、さまざまな疾患にエーテルやクロロホルムを試していた。スノーは、麻酔のほかにコレラに関する業績でも有名だ。彼は、一八三一～三二年にかけてコレラが流行したときに、イングランド北東部のキリングワース炭鉱の鉱夫を治療するために派遣され、そこの惨状を目の当たりにしていた。クロロホルムの使用が始まってから間もない一八四八年、コレラは再び猛威をふるい、イングランドとウェールズで五万三千人にのぼる犠牲者を出した。当時、コレラは、ほかのどの感染症よりも恐れられていた。最初は、ひどい下痢が起こる。便は、米のとぎ汁のような無色無臭の液体で、しばしば嘔吐と激しい腹痛を伴う。患者はじきに「青の段階」となり、体温が低下する。患者の皮膚はひんやりしていき、目は落ちくぼみ、力を失う。死は、すみやかに、荒々しく訪れる。ほとんどの患者は、発病からせいぜい二十四時間しかもたず、最初の症状が現れてから十二時間以内に死亡する患者も少なくなかった。コレラ患者の死体は、幽霊のような特有の顔つきになった。こうした死体は室内や路上からすみやかに片づけられたため、死体で溢れかえっている墓地に生きたまま埋葬された病人の逸話が無数に伝えられている。これは英国だけの話ではない。病的なまでに死に魅了されていたベルギーの芸術家アントワーヌ・ヴィールツの代表作『早すぎた埋葬』は、一八五四年にブリュッセルでコレラが流行していた時期の作品で、棺のフタを持ち上げて中から手を出し、「完全には死んでいない」うちに自分を埋葬しようとする人々に抗議する病人の姿が描かれている。

スノーは、一八四八年にロンドンでコレラが大流行したとき、患者の家族や関係者に対して聞き取り調査を行って流行の広がりを分析し、やがて、汚染された水がコレラの主要な媒体ではないかと推測するようになった。その翌年には、この仮説とコレラの蔓延を防ぐための指針をまとめた小冊子を出版した。彼は、コレラ患者の排泄物が井戸にしみ込んだり、飲料水を取水する川に流れ込んだりしたことで、飲料水が汚染されたと説明し、病室を清潔に保つように気をつけなければならないと呼びかけた。特に、寝室用の便器や汚れたベッドリネンの扱いには細心の注意を払わなければならないとした。彼はまた、飲料水を煮沸して濾過するなどの簡単な対策にも大きな効果があると助言した。しかし、彼の仮説を支持したり、小冊子に注目したりする人は、ほとんどいなかった。『ロンドン医学新聞』は、彼の小冊子を、「コレラに関する医学文献へのささやかな貢献」とだけ評した。しかし、スノーはその後もコレラの研究を続けた。

彼は、新たにコレラが流行するたびにその分析を行い、汚染された水を介してコレラが拡大するしくみを示した。しかし、彼が自説の確定的な証拠を掴んだのは一八五四年のことだった。ブロードストリートでのコレラの流行を追跡した彼は、その地区の人々が使用する手押し井戸が汚染源であるという結論に至った。彼がロンドンの二つの水道会社の水源を調査した結果も、汚染された水がコレラを蔓延させる原因になっていることを示唆していた。今度の研究はいくらかの支持を得ることができ、スノーは一八五五年に英国議会の特別委員会に証拠を提出した。これを受けて、水道会社が供給する水の質は向上していったが、コレラの原因と蔓延のしくみをめぐる議論はその後も長く続いた。スノーの研究が最終的に裏づけられたのは一八八三年のことだった。ロベルト・コッホがコレラ菌を発見したことで、この細菌が腸内で増殖し、汚染された水などを介して広がるしくみが明らかになったのだ。スノーは、みずからの二つの関心分野を組み合わせて、クロロホルムを使ってコレラ患者の症状を緩和しようと試みた。

クロロホルムではコレラを治療することはできなかったが、消耗した患者に一息つかせることはできた。スノーは一八四九年に、激しい痙攣と「ほとんどひっきりなしの嘔吐」に苦しむマカリスター夫人にクロロホルムを投与した。クロロホルムを吸入した彼女は、やがて自然の眠りに落ち、驚いたことに回復した[100]。スノーは、不潔でごみごみしたソーホーに住むウェブ氏にもクロロホルムを投与した。

悪心と嘔吐が続き、ひどい痙攣と痛みを訴えていた。…クロロホルムによる意識喪失状態は、自然な眠りに移行していった。…十五分後に目を覚ましたので、気分はどうかと尋ねると、さっきより楽になったと答えた。彼はまたすぐに眠りに落ち、二時間近く眠った。…朝には、気分はもっとよくなっていた[101]。

数日後、患者は無尿となり死亡した。このような症例にクロロホルムを用いることを非難する人は、ほとんどいなかった。麻酔の危険性とコレラの致死性という二つの悪を比較すれば、前者は、はるかに小さかったからである。

外科や歯科で麻酔を使用することの危険性をめぐる医師たちの意見の対立は、少なくとも一八六〇年代まで続いた。けれども患者たちは、痛みを取り除いてくれる麻酔を当初から強く支持していた。最も激しい論争になったのは、分娩に関する麻酔だった。次章でみていくように、ここでも患者の粘り強い要求が専門家の反対を圧倒した。

第4章　無痛分娩

フランシス（「ファニー」）・ロングフェローは、感激した調子で言う。「私が、こんなに元気に、快適に、お産を乗り越えられたことはありませんでした。私は、か弱く哀れな全女性の苦しみを軽くする先駆者となった自分を誇らしく思っています」。彼女は詩人ヘンリー・ウォッズワース・ロングフェローの妻で、一八四七年四月七日に第三子を出産した。それは、エーテルを吸入しての無痛分娩で、米国では最初の試みだった。彼女は妊娠中から、分娩の際にエーテルを吸入させてくれる医師を探して奔走していた。そしてついに見つけたのが、エーテル麻酔を使用して歯科手術を成功させた経験のある、ハーバード大学歯学部長のネイサン・キープだった。夫のヘンリーはキープのもとを訪れて、分娩時のエーテルの使用の可能性について打ち合わせをした。無痛分娩は、首尾よくいった。ヘンリーの日記には、エーテルのおかげで妻の「出産直前の痛みは大幅に軽減され」、「なによりも嬉しいことに」マサチューセッツ州ケンブリッジのチャールズ川を見下ろすクレイギー・ハウスに最初の女児が誕生したと記されている。女児には、母親と同じフランシスという名前がつけられた。ファニーは、のちに実家に手紙を書いて、「私が出産時にエーテル麻酔を試したことを、皆様が、思慮を欠く、不適切な行動であるとお感じになったことについては、たいへん申し訳なく思っています」と謝罪している。「けれども、ヘンリーの信頼が私を勇気づけてくれました。それに私は、外国ではすでに成功していることも知っていました。外国の外科医は、わが国の臆病な医師とは違い、この偉大な恵みを、あらゆる患者に、もっと大胆に使っているのです」。このあとすぐに、二人の女性が無痛分娩で出産した。ファニーは、エーテル麻酔は「この時代が生んだ最大の恩恵」であり、「エーテル麻酔が登場した時代に、それが発見された国に生まれることができてよかった」と言った。ただ、エーテルという「神からの贈り物」の発見の先取権をめぐって諍いが起きていることについては悲しんでいた。「肉体的な苦痛を取り除く、素晴らしい恵みをもたらした人物には、魂の苦痛を取り除いてくださる神の子キリストのような、偉大で、気高い人物であってほしいものです」[102]。

当時の西洋の女性の誰もが、産みの苦しみから解放されたい、というファニーの願いに共感しただろう。当時は確実な避妊法がなかったため、既婚女性の多くが立て続けに妊娠していた。つまり、彼女たちは定期的に出産の苦痛と危険に直面しなければならなかったのである。当時の統計からは恐ろしい数字が見えてくる。ロンドンの戸籍本庁長官だったウィリアム・ファーの推計によれば、一八四七〜七六年の母体死亡率は出生二〇〇人当たり一人弱であったが、その後、一九世紀末にかけて増加していった。分娩の際に、助産師や医師の手に付着していた細菌が産婦の子宮に感染し、産褥熱を引き起こすことは珍しくなかった。医師が塩素水で手洗いをすると産褥熱による死亡率が劇的に下がることは、一八四〇年代の終わりに、ウィーン総合病院の産科医イグナーツ・ゼンメルワイスによって発見されていた。しかし、イングランドとウェールズでは、一八五〇～六〇年代の母体死亡の三十三～三十八パーセントが産褥熱によるもので、一八九〇年代には五十パーセントまで増加していた。二十六歳のマーガレット・グラッドストンは、産婦が分娩時に死亡するリスクについて、夫である科学者のジョン・グラッドスンと話し合ったことがあったが、一八七〇年に第一子を出産したときに産褥熱にかかり、四週間後に死亡した。流産にも死の危険があった。ヘンリー・ロングフェローの最初の妻だったメアリー・ポッターは、一八三五年に流産により死亡している。死という究極の危険を別にしても、出産には痛みと苦痛が伴っていた。

当時は、さまざまな観点から、分娩時の痛みは自然で避けがたいものであると考えられていた。キリスト教の伝統のなかでは、分娩時の苦痛は、エデンの園でイブが犯した原罪を人類が永遠に忘れないようにするために女性に与えられたものと考えられていた。そのため、無痛分娩に反対する人々はすぐに、神がイブを咎めて「お前は苦しんで子を生む」と告げたという聖書の一節を引用して攻撃した。陣痛は自然現象と理解され、分娩に必要な生理的機能を担っていると理解されていた。英国の内科医サミュエル・メリマンは、「…クロロホルムの吸入を許可するためには…非常に強い理由がなければならない。さもないと、多くの著名な医師たちが長年にわたる経験に基づいて定めた『自然には干渉しない』という原則に反することになるからだ」と述べている[103]。このような理由から、多くの医師たちが、分娩時の痛みを軽減することに声高に反対していた。

実際、分娩時に麻酔を使うのは危険であるということで、大西洋の両側の医師たちの意見は一致していた。米国フィラデルフィアのジェファーソン医科大学の産科教授チャールズ・メイグズは、自然の営みに医学的な介入をすることに猛反対していた。英国ロンドンの産科医ウィリアム・タイラー・スミスも同様で、「試練の時を迎えている女性には、毒薬か苦痛かの選択肢しか与えない野蛮な治療ではなく、生理的に不必要な苦痛からの解放と安全という、真の慰めを与えなければならない」と言っている。

また、エーテルの投与により（特に、少量の投与によって）、患者が興奮状態に陥る傾向があることから、産婦が性的に興奮してしまうのではないかという懸念も生じていた。タイラー・スミスは、分娩の過程は性交のようなものであり、痛みだけが、産婦が快感を得ることを食い止めていると信じていた。エーテルで痛みを取り去ってしまったら、産婦は「産みの苦しみ」の代わりに「性交の興奮」を感じてしまうだろう[104]。そうした状況からどのような道徳的危険が生じるか、どんなに強調しても強調しすぎることはない、と彼は説いた。エーテルの擁護者たちでさえ、その効果を正当化するのに苦労していた。ユニヴァーシティー・カレッジ病院の助産学教授で、スノーの同僚でもあったエドワード・マーフィーは、鉗子分娩やその他の介入を必要とするような難産が、エーテルの投与によって素晴らしく容易になることに気づいたが、妊婦たちが酔っ払っているように見え、抑制がきかなくなることを心配していた。

けれども出産を控えた女性たちは、ファニーのように、当初から分娩時にエーテルを使用することを熱望していた。スコットランドの医師ジェームズ・シンプソンは、ファニーに負けず劣らず、エーテル麻酔に心酔していた。シンプソンは、ヤンキー連中がエーテル麻酔に成功したという一報が英国に届いてから数週間後にはもう、狭骨盤のため難産になっていた産婦にこれを投与している。エーテルは赤ん坊の命は救えなかったが、患者は「感謝し、驚嘆した」という。シンプソンは弟に手紙を書いて、「私には、ほかに方法が考えられなかった」と打ち明けると同時に、そのときの興奮は、スコットランドでのヴィクトリア女王の産科侍医に新たに任命されたときの興奮よりも大きかったと言っている[105]。シンプソンは誰よりも声高に無痛分娩を推奨し、道徳を理由にその使用を擁護した。分娩は正常なものであっても、外科手術に匹敵する「非常に激しい」痛みを与える。医師たちがこの痛みを放置してきたのは、それを軽減する方法がなかったからだ。けれども今や、それが可能になった、とシンプソンは強く主張した。麻酔は医師に、「これまで避けられなかった激痛と責め苦から妊婦を救い出す、素晴らしい力」を与えた。麻酔がもたらす恩恵を受け取らないことは不道徳である。「私は、医師には二つの崇高な使命があると、心から信じている。一つは、人類の命を救うことであり、もう一つは、その苦しみを取り除くことである」と、彼は断言した[106]。

しかし、痛みには価値があると主張して譲らない医師もいた。ロンドンの産科医ウィリアム・ガルは、痛みを取り除くのは「危険な愚行」であると言い、クイーン・シャーロット産院の産科医ジョージ・グリームは、トマス・デンマン（王立内科医師会から助産師免許を最初に認められたことで知られる十八世紀の外科医）が一七九〇年代に記した見解を引用した。

> 分娩に関連するあらゆることがらに関して、自然は…その目的を達成するのに十分な能力を有している。…分娩に臨むすべての女性は、自分が今、神の摂理に助けられていること、そして、分娩の安全は、ほかのどの状況よりも多くの強力な手段によって保証されていることを信じ、そこに慰めを見いだ

さなければならない。

グリームは、クロロホルムを用いるのは「無節操で、正当化の余地なく、わがままなこと」であると決めつけた[107]。しかし、時代は変わり、患者も変わった。特に、痛みに関する考え方は大きく変わった。エディンバラの医師ジェームズ・モファットは、医師仲間に「世の男性は、医師たちが単に医学の定説をゆるがしたくない、という理由から、自分の妻をいつまでも苦しませておくことを、決して許さないだろう」と言い、「女性も、出産に伴う苦痛に耐えなければならないことに反発するようになるだろう」と言っている。

医師たちが独善的な思い込みを守るために、いかなる医学的あるいは道徳的な理由をつけたとしても、苦痛のあまり悲鳴を上げ、のたうちまわる妊婦を意図的にそのままにしておくことが、この先何か月間も（ひょっとすると何年間かもしれないが）正当化されることがあるのだろうかと、私は疑問に思っている。

モファットは、「妊婦を苦痛のなかに放置することの残酷さ」は時が証明するだろうと言った[108]。シンプソンは、麻酔の効用を示す統計をとって、麻酔に反対する声を鎮めようとした。彼が特に注目したのは、鉗子分娩を必要とするような難産の症例だった。彼は、宗教界から強い反発を受けることも予想して、理論武装していた。『助産学と外科における麻酔薬の使用に対する宗教界からの異議への回答』という彼の小冊子には、聖書のヘブライ語の原典を参照すると、「お前は苦しんで子を生む」というくだりの解釈は誤っていることがわかると書かれている。彼の主張によれば、「苦しんで（in sorrow）」と訳されたヘブライ語の単語*1は、「苦労して」、「骨折って」、「努力して」などと訳すべきであったという。つまり、神はイブに苦痛のなかで分娩せよ、とは言っていないのであり、クロロホルムで「苦痛」を取り除いても「苦労」に変わりはないのだから、麻酔を使うことはキリスト教の教えに反していない。それどころか、麻酔で痛みを和らげることはキリスト教の施しの精神と「完全に一致」するというのが彼の主張だった。シンプソンがこの理屈で、宗教上の論争に勝利することができたかどうかはわからない。彼が予想したような論争は起こらなかったからである。キリスト教哲学に基づく反論は、散発的にしか出てこなかった。例えば、ある聖職者はシンプソンに手紙を書いて、「クロロホルムは悪魔が仕掛けたおとりです。それは、女性に恩恵を授けるように見えますが、最終的には社会を無感覚にし、困難な時に心の底から助けを求める人間の声を神から奪うことになるでしょう」と説いている[109]。

シンプソンやモファットのような医師の声は、時代の声とよく合っていた。分娩時に麻酔を使用することに対する市民からの支持は強く、モファットが予言したとおり、産婦だけでなくその夫も麻酔を支持し

*1　ʿetzebh

た。一八三九年、チャールズ・ダーウィンは、妻のエマが第一子を出産したあとに、「分娩とは、なんとすさまじいものだろう！」と記している。「エマだけでなく、私もすっかり参ってしまった」。こうした記述を見ると、本当に、産婦だけでなくその夫も、分娩の痛みを取り除くことに賛成していたように見える。しかし、以下に記すように、分娩時の麻酔の使用を支持すると明言していたのは、チャールズ・ディケンズ、ダーウィン、植物学者のジョゼフ・フッカー、そしてヴィクトリア女王の夫のアルバート公など、進歩的な思想の持ち主ばかりである。ひょっとすると、彼らの意見は、同時代の一般的な男性とは異なっていたのかもしれない。それでも、彼らの逸話からは、妻の苦痛を軽くしようと、麻酔の実施を求めて医学界の保守主義に立ち向かう、協力的な夫の姿が見えてくる。

チャールズ・ダーウィンにとって、不必要な苦痛は、文明人としての感情に反するものだった。彼は、エディンバラ大学で医学を学んでいた一八二六年に、麻酔なしの手術を二回見学したことがあったが、いずれも手術が終わる前に逃げ出してしまった。その後まもなく医学の道を断念したが、このときに目の当たりにした患者の苦悶は「何年たっても忘れることができなかった」という[110]。彼は後年、この経験を回想して、生まれながらに同情心をもつ人間が、なぜ、ほかの人間に苦痛を与えることに耐えられるのだろうかと考察している。シンプソンがクロロホルムの発見について発表した頃、ダーウィンの妻エマは七人目の子どもを妊娠していた。肉体の痛みに対する感受性が強いダーウィンは、みずからクロロホルムを試してみて、分娩時にこれを使用することについてフランシス・ブートに助言を求めた。ブートは、一八四六年十二月にボストンからエーテル麻酔の成功に関する第一報を受け取った人物である。一八四八年五月、ダーウィンは友人のジョゼフ・フッカーに、自分とエマの次の子どもは「クロロホルム麻酔下で」この世に生まれてくることになると断言した。八月十六日に息子フランシスが誕生すると、ダーウィンはその二日後に、「クロロホルムに関する支持と助言に心から感謝する」という手紙をフッカーに宛てて書いている。ダーウィンは、クロロホルムの熱烈な信奉者となった。その後、一八五〇年に息子レオナルドが生まれたときには、予想外の時期にエマの陣痛が始まってしまった。エマはクロロホルムを投与してほしいと懇願しつづけ、その声に耐えられなくなったダーウィンは、みずからガーゼにクロロホルムをしみ込ませて彼女の鼻に当てた。それはまさにスノーが危惧していたやり方だった。ダーウィンは一時間半にわたってエマの意識を失わせた。これにより致死的な事態を招くおそれもあったが、彼に迷いはなかった。一月十五日にレオナルドが生まれたあと、彼はケンブリッジ大学時代に植物学を教わったジョン・ヘンズロー教授に手紙を書いた。

妻は毎回、陣痛が始まってから分娩までの時間が短いため、私は医師が到着する前に大胆にも彼女にクロロホルムを投与し、一時間半にわたって無感覚の状態にしていました。彼女は最初の痛みを感じてから子どもが生まれたと聞かされるまで、何も気づいていませんでした。――それは最も偉大で、最も喜ばしい発見です。

ダーウィンの有頂天状態はその後も続いた。一八五四年にフッカーに娘が生まれると、「クロロホルムは投与しましたか？」と尋ね、「クロロホルムは、患者だけでなく投与する者の気持ちも鎮めてくれると確信しました」と記している[111]。実際、フッカーはダーウィンに倣って妻にクロロホルムを投与していた。

チャールズ・ディケンズも、妻のケイトを分娩時の痛みから解放するべきだと強く信じていた。彼女は何度も難産や流産に苦しめられてきたからである。一八四八年に彼女が妊娠すると、ディケンズはあらかじめ分娩計画を立て、エディンバラを訪問した際に、おそらくシンプソンに相談して、「クロロホルムに関する事実に精通」するに至った。彼はケイトに、分娩時にクロロホルムを使うことにしようと約束した。陣痛が始まると、ディケンズは聖バーソロミュー病院でクロロホルム麻酔を担当する医師に立ち会いを依頼した。一八四九年一月十六日に第八子であるヘンリー・フィールディング・ディケンズが誕生すると、彼は友人である俳優ウィリアム・マクリーディーに、次のような手紙を書いた。

医者たちは猛反対しましたが、私は意見を変えず、（ありがたいことに）勝利を収めました。妻はすべての痛みから逃れることができ（感覚はまったくないのに、打ち上げ花火のような悲鳴を上げていました）、子どもにはなんの障害もありませんでした。医者たちの言うところによれば、ふつうなら一時間半はかかることを、十分で終えることができたそうです。彼女の神経系にはなんの影響もなく、翌日には、あらゆる意味で良好な状態になりました。…私はその効果が奇跡的で、慈悲深いものであることを確信すると同時に、その投与が安全であることを確信しました[112]。

ダーウィンとディケンズには、分娩時の麻酔の使用に対する医師たちの不安を押さえつけるだけの影響力と、それを可能にする財力があった。ほかの産婦の夫たちも、彼らと同じくらい強くクロロホルムの使用を求めたのかもしれない。しかし、多くの医師は公の場ではクロロホルムへの不安を語ることをやめなかった。論争を終わらせるには、英国で最も有名な母親の登場を待たなければならなかった。

ヴィクトリア女王は生涯に九人の子女をもったが、彼女が妊娠や分娩をひどく嫌っていたことはよく知られている。一八四〇年に第一子であるヴィクトリア（ヴィッキー）王女を出産したときから、彼女は妊娠が「悲惨」なものだと思っていた。ヴィッキーは、のちにプロイセン皇太子フリードリヒの妃となった。一八五九年にヴィッキーが妊娠すると、女王は娘に手紙を書いて、妊娠すると「身体はへとへとになり、神経はぼろぼろになってしまう」と打ち明けている。女王は産後うつ病にも悩まされた。特にひどかったのは、最初の二人の子どもを出産したあとで、「不意に元気がなくなり、泣きたくなる」ことがよくあったという[113]。一八四七年十一月にシンプソンがクロロホルム麻酔を発見すると、そのわずか数週間後に、女王はサザーランド公爵夫人ハリエットからシンプソンの小冊子を受け取った。女王はそのとき第六子を妊娠していて、一八四八年三月に、たいへんな難産の末にルイーズ王女を出産した。この経験は彼女に、クロロホルムを使えば、こんな苦痛から逃れることができたのにと思わせたに違いない。しかし、その三か月前に十五歳のハンナ・グリーナーの死亡事故が起きたことにより、クロロホルムに対する信頼は大きくゆらいでいた。医師たちの間では、クロロホルムへの期待感よりも警戒感のほうが強くなっていた。王室の侍医たちの間では、特にそうだった。

サー・ジェームズ・クラークは、ヴィクトリア女王が十八歳で即位した一八三七年からの侍医だったが、一八三九年に、女王の母親であるケント公爵夫人の侍女レディー・フローラ・ヘイスティングズについて誤診をして、この地位を失いかけたことがあった。レディー・フローラは数週間にわたって体調をくずしていて、体の左側に痛みがあり、腹部が腫脹してきたので、サー・ジェームズに相談したのだ。宮廷は、未婚のレディー・フローラが妊娠しているという噂で持ち切りだった。サー・ジェームズは、「衣服の上から」しか診察させてもらえなかったため、噂と同じ診断をした。それを聞いたレディー・フローラは、みずからの名誉を守るため、今度はきちんと診察することを許した。そこで、サー・ジェームズと、たまたまバッキンガム宮殿を訪れていた婦人科専門医サー・チャールズ・クラークが診察を行い、「現在、妊娠を信ずる根拠はなく、これまでにもあったとは考えられない」と保証した。しかし、サー・ジェームズの最初の誤診の影響はあまりにも大きかった[114]。ケント公爵夫人は彼を自分の侍医から解任し、ヴィクトリア女王にも彼を解任するように圧力をかけた。サー・ジェームズはヴィクトリア女王の侍医の地位は死守したが、多くの患者を失った。それからわずか数か月でレディー・フローラが死亡すると、彼の信用はさらに傷ついた。剖検の結果、彼女には肝臓癌があり、それが腹部の腫脹を引き起こしていたことが明らかになった。この悪夢のような経験が、新しいものや危険なものに対するサー・ジェームズの態度に影響を及ぼしたのかもしれない。一八四〇年に王室侍医団の産科医に任命されたチャールズ・ロコックも、もともと保守的な考えの持ち主であったうえ、サー・ジェームズよりもかなり若かったので、たとえ女王の分娩に麻酔を行いたいと思っていたとしても、同僚に逆らうことはできなかった。

一八四九年十一月、ヴィクトリア女王はサザーランド公爵夫人ハリエットに手紙を書いた。ハリエットの娘が少し前にクロロホルムを使用して出産しており、妊娠三か月の女王は、この方法に強い興味をもっていたからだ。出産の時期が近づいたとき、女王は侍医たちにクロロホルムを使用を強く求めたに違いない。そして侍医たちは、この件をスノーに相談したようだ。スノーはクロロホルムの安全性を信じていたが、侍医たちを納得させることはできなかった。結局、このときは慎重さが勝ち、女王は一八五〇年五月一日に第七子となるアーサー王子を麻酔なしで出産した。

一八五二年には、形勢はスノーに有利になっていた。彼はついにサー・ジェームズとロコックの信頼を勝ち取ったのだ。ベスレム病院の研修医ウッドの妊娠中の妻が痛みに苦しんでいると、ロコックは、スノーにクロロホルムを投与してもらうように勧めた。さらに、第一子を出産するクラック夫人にスノーがクロロホルムを投与する様子は、麻酔に対するサー・ジェームズの不信感を完全に払拭した。

ヴィクトリア女王の夫のアルバート公の意見も大きな影響を及ぼした可能性がある。アルバート公は科学の振興に熱心で、一八四五年に新たに設立された王立化学大学の学長をつとめていたほか、王立科学研究所で、そのカリスマ所長であるマイケル・ファラデーが電磁気学などの人気の話題に関する講義を行うときには、それに出席したりしていた。一八五一年にロンドンで開かれた大博覧会も、彼の発案だった。アルバート公は一八四九年に、ロンドンで最初にエーテル麻酔を試した歯科医ジェームズ・ロビンソンを侍医に任命している。おそらくアルバート公は、なんらかの形で麻酔を直接体験していたのだろう。彼は一八五三年三月にスノーを宮殿に招いている。彼らが顔を合わせたのはこのときが初めてだったが、すぐに心が通じ合った。二人の年齢は四歳しか違っておらず、どちらもロンドンでは余所者《よそもの》*2で、科学に情熱を燃やし、その実用化に強い興味をもっていた。アルバート公はあらゆる種類の機械を理解し、巨大で複雑なエンジンの中の、どの歯車が欠けているかを言い当てることさえできた。

女王の今回の出産が話題になったとき、アルバート公はスノーに、クロロホルム麻酔の背景にある科学的原理について質問し、スノーは、麻酔が身体の生理的機能にどのような影響を及ぼすかを説明した。彼らは互いに、相手が新しい科学に興味をもっていることを発見した。スノーはおそらく、外科手術の場合と分娩の場合では麻酔の使い方が異なっており、外科手術の際には患者の意識を完全に失わせる必要があるが、分娩の際には産婦が痛みを感じないようにするだけでよいため、意識を完全に失わせる必要はないことも説明したはずである。ちょうどその頃、ユニヴァーシティー・カレッジ病院で、キャロライン・ベイカーという二十八歳の女性が膣の潰瘍の治療を受けるためにクロロホルムを吸入して死亡するという事故が発生したため、説明を行う必要があったからだ。検死陪審は、「患者はクロロホルムの影響で心臓が麻痺したことにより死に至った」と結論づけていた。アルバート公はこの事故を冷静に受け止めていて、スノーは暖かく好意的な会見に「大いに満足」して宮殿を辞去した。彼はまた、アルバート公が「科学に関して見せる素晴らしい知性」にも強い印象を受けていた[115]。あとは待つだけだった。

一八五三年四月七日にバッキンガム宮殿への呼び出しを受けたとき、スノーは緊張と胸の高鳴りを同時に感じたに違いない。分娩時に麻酔を行うことの安全性と有効性を、女王がみずから実証しようというのだから、反対派を黙らせるのにこれよりもよい機会があるだろうか？サックヴィル通りの彼の自宅からバッキンガム宮殿までは一マイル足らずで、馬車はすぐに到着してしまったが、スノーがこれからなすべきことについて考えるには十分な時間があった。女王はクロロホルムの恩恵を受けることを以前から熱望していたが、その危険を冒す価値があることを侍医団に納得させるには六年もの年月が必要だった。スノーは麻酔に全幅の信頼を寄せていた。それと同時に、分娩が計画どおりに進まなかった場合に、彼自身だけでなく英国全体がどんなにたいへんなことになるかも、重々承知していた。

宮殿に到着したスノーは、女王の寝室に続く前室でサー・ジェームズやロコックと合流した。三人はすでに互いによく知るようになっていた。彼らは、自分たちが先例を開こうとしていることを強く意識しながら出番を待った。サー・ジェームズとロコックは、自分たちの判断は正しいと信じていた。スノーは、クロロホルムの安全性は確信していたが、女王に会うことには不安を感じていたかもしれない。分娩の第一期にあった女王は、「常に安らぎと励ましを与えてくれる人物」であるアルバート公と、上の子どもたちを全員取り上げてくれた助産師のリリー夫人の世話を受けることを望んだ。昼頃になり、分娩の第一期が終わろうとしていた頃、ロコックはスノーに寝室に入るように言った。スノーは慎重に十五ミニム（約〇・九ミリリットル）のクロロホルムを計ってハンカチにしみ込ませ、ハンカチを円錐形に畳んで女王の口と鼻に当てた。彼はそのときの様子を、満足した様子でこう記録している。「女王陛下は、投与により

＊2　アルバート公はドイツ人だった。

ずっと楽になったとおっしゃった。陣痛の痛みはわずかで、陣痛の合間には完全に安らいでおられた」。

アルバート公、サー・ジェームズ、ロコック、そしてもう一人の産科医ロバート・ファーガソンは、スノーの一挙手一投足を見守っていたに違いない。特にロコックは、クロロホルムによって分娩の進行が妨げられたり、遅くなったり、難産になったりするのではないかと気をもんでいた。ベッドサイドでのスノーは常に冷静で集中していた。彼はよく、「基本的には、患者を興奮させないよう、クロロホルムを投与しているときは会話をしないのが望ましい」と言っていた。陣痛がくるたびに少量のクロロホルムが追加された。そして、室内の時計によれば一時十三分に、レオポルド王子(のちのオールバニー公)が誕生した。几帳面なスノーは自分の時計をいつもきちんと合わせていたため、この時計が三分進んでいることに気づいていた。王子が生まれ、後産も娩出されると、女王はすみやかに回復した。女王は上機嫌で、クロロホルムの効果に非常に「満足している」とスノーに言った。その場にいた誰もが喜んでいた。健康な王子が無事に生まれただけでなく、女王のクロロホルムへの期待に応えることもできたからだ。スノーは、クロロホルム麻酔の科学的原理について、それなりの自信はもっていたが、患者から感謝されることに、なによりも大きなやりがいを感じていた。スノーの喜びに水をさしたのはロコックだった。彼はスノーを部屋の隅のほうに引っぱっていき、「クロロホルムのせいで陣痛の間隔が延び、いくらか分娩に手間取ってしまったと思う」と言ったのだ[116]。ロコックは、ヴィクトリア女王の侍医となってからすでに七人の健康な王子と王女を取り上げて一財産を築いていただけでなく(最初の報酬は一千ギニーだった)、ロンドンで開業している産科医のなかでは最も成功していると言われていた。彼がクロロホルムの使用に反対し続けたのは、自分の輝かしい実績を危険にさらしたくなかったからだった。ジョージ四世の娘で王位継承権をもつシャーロット王女が一八一七年の死産からまもなく死去し、この悲劇の責任を負わされた侍医のサー・リチャード・クロフトが自殺してから三十数年しかたっていなかったことを思うと、ロコックの気持ちも理解できなくはない。

不思議なのは、スノーがここでハンカチを使用したことだった。彼は当初から麻酔薬の量を正確に計って投与することの重要性を強調していて、そのために各種の吸入器を製作していたからである。女王の出産から数週間後、彼は次のように記している。「私は産科でも、ほとんど常に、外科手術の麻酔に使う吸入器を使っている。…吸入器を使えば、ハンカチよりもはるかに容易に投与できるし、十分な量の薬液を入れておけるので、頻繁につぎ足す手間が省けるからだ」[117]。彼の記録を見ると、産婦が著しく疲労していて、マスクをつけるのに耐えられそうにない場合には、ハンカチを使っていたようである。そうした状態にはなかったはずの女王にスノーがハンカチを使用したのは、アルバート公から女王の好みについて何らかの助言があったのかもしれない。あるいは、シンプソンから強く求められたのかもしれない。サー・ジェームズの友人で、スコットランドにおける女王の産科医として王室の覚えめでたいシンプソンは、吸入器よりもハンカチのほうが優れていると主張していたからである。どのような事情があったにせよ、スノーが自らの好みに反するやり方で成功を収めたのは、皮肉なことであった。

サー・ジェームズとロコックは、スノーの技術と専門知識を信じて、自分たちの名声を彼に委ねた。実際、スノーを選んだのは大正解だった。彼は高い技術をもっていただけでなく、思慮分別もあったので、女王の出産に立ち会ったときの様子については沈黙を貫いた。この出来事に関する記録は、彼の手書きのカルテにしか残っていない。もちろん、人々はしばしば、女王の出産に関する秘密を教えてほしいとスノーにせがんだ。そんなとき、彼は決まって、「女王陛下は模範的な患者であらせられます」とだけ答えた。けれどもあるとき、「非常におしゃべりな女性」にクロロホルムを吸入させていたところ、「女王陛下がこれを吸入されたときに、どんなことをおっしゃったのか、一言ももらさず教えてくれないかぎり」もう吸入しないと言われてしまった。そこで彼は、「女王陛下は、あなたが吸入されたよりずっとたくさん吸入されるまで、何も質問なさいませんでした。女王陛下に倣って同じだけ吸入されたら、すべてをお教えしましょう」と答えた[118]。麻酔が終わると、女性がこの約束を思い出す前に急いで退出してきたと、彼は友人のリチャードソンに打ち明けた。

エマ・ダーウィンやケイト・ディケンズの場合と同じく、ヴィクトリア女王にとっても、クロロホルムは出産という経験を一変させるものだった。一八五三年四月二十二日、彼女は日記に、「それは痛みを取り除き、心を落ち着かせ、この上ない喜びをもたらした」と書いている。彼女は、これまでになくすみやかに回復することができた。侍医たちは早速、この成功を人々に伝えた。出産が無事に終わったことに安堵したサー・ジェームズは、エディンバラに住む友人のシンプソンに手紙を書き、女王自身も高揚した報告を書き送った。

レオポルド王子の誕生は、いつものように祝われた。ロンドン中に教会の鐘が鳴り響き、テムズ川では花火が打ち上げられ、下院は女王とアルバート公に祝辞を送り、全国紙や地方紙が王子の誕生について報道した。しかし、スノーやクロロホルムへの言及はなかった。王子の誕生を伝える王室行事日報にはスノーの名前も記載されたが、宮廷の出生証明書に署名したのはサー・ジェームズとロコックの二人だけだった。宮廷はスノーの関与を意図的に小さく見せようとしたのだろうか？　そんなことはないはずだ。宮廷侍医団のメンバーではない医師が宮廷の証明書に署名する先例はなく、その必要もなかったというだけのことだろう。スノーはこの年、多くの出産に立ち会っているが、いずれの場合もクロロホルムの投与を担当しただけで、分娩そのものに責任を負う立場にはなかった。当時の医師たちの間には厳しいしきたりがあり、このような状況では、患者の主治医と、そうでない医師とは、厳格に区別されていた。ほかの医師が専門家として立ち会う場合であっても、セカンドオピニオンを与えるだけの場合であっても、その扱いに変わりはなかった。

ヴィクトリア女王が出産の際にクロロホルムを使用したことは、医学界に嵐を引き起こした。王子の誕生から数日後、『アソシエーション・メディカル・ジャーナル』誌の編集長は、女王の出産にクロロホルムを用いたことが「医学にとって重大な出来事であるのは明らかだ」とした。彼は、スノーが高い技術をもっていることを認め、今回のことがきっかけとなり、「産科で麻酔を使用することに対する専門家や大衆の偏見が取り除かれること」を期待した[119]。しかし、これで一件落着というわけにはいかなかった。

王子の誕生から一か月近くたってから、『ランセット』誌が、女王の出産にクロロホルムが使用されたという「噂」を強く否定する論説を発表したのである。「完全に正常な分娩にクロロホルムを使用することは、いかなる症例においても正当化されない。女王陛下に対して、そうした処置を推奨する者がいたとすれば、その責任は重大である」。この論説は、「われらが敬愛する女王陛下の安全を委ねられている産科医は、自然分娩におけるクロロホルムの使用を是認していない」と断定した。そして、クロロホルムは「外科手術ではきわめて重要な役割を担っている」が、「完全に自然な分娩」など、必要のない場面でこれを使用するという「危険な慣行」は厳しく咎められるべきであるとし、「わが国のある階級は、王室を範とし、喜んでそれに従うものである」と、尊大な調子で結論づけた[120]。

『ランセット』誌の反応については、いくつか疑問点がある。第一に、この論説を発表するまでに、なぜこんなに時間がかかったのだろうか？四月七日から五月十四日までの間に、『ランセット』誌の記者が医学会の会合に顔を出す機会は何度もあったはずである。スノー、サー・ジェームズ、ロコックが関与していたことと、医学界のゴシップ網の存在を考えれば、『ランセット』誌がこんなにおいしいニュースに気づかずにいたはずがない。第二に、『ランセット』誌はなぜ、女王に対するクロロホルムの使用を悪意ある噂話と決めつけたのだろうか？同誌の当時の編集長は、一八二三年の創刊時からの編集長であるトマス・ワクリーだった。彼は多くの医学的な問題について意図的に挑発を行っていて、コレラに関するスノーの学説も支持していなかった。けれども彼が、女王へのクロロホルムの投与を嘘だと信じていたとは、とうてい考えられない。この問題を次に取り上げたのは、翌週の土曜日の『メディカル・タイムズ・アンド・ガゼット』紙だった。その記述によると、同紙は女王が今回の出産にクロロホルムを使用したことは把握していたが、「医学出版に携わる者として、王室内部の事情を詮索するべきではないと考えた」ため、公表を控えていたという[121]。同誌は、すべての産婦はクロロホルムの恩恵を享受する権利があるとして、その使用を全面的に擁護した。記事の正確さに疑いをもたれることを恐れた『アソシエーション・メディカル・ジャーナル』誌は、五月二十七日に再びこの問題を取り上げて、「分娩時のクロロホルムの使用に危険なことはまったくない」と強調し、クロロホルムは、「人類にとって最も苦しい試練の時に、その苦しみを慈悲深く和らげてくれる」とした[122]。

それ以降、分娩時のクロロホルムの使用の是非をめぐる記事は減っていった。一、二の地方紙がこの問題を再掲載したが、まもなく、もっと切迫した問題が、これに取って代わった。スノーは、公の場で議論に加わることはなく、その代わりに、分娩時のクロロホルムの使用についてあらゆる側面から検討する、権威ある論文を一本執筆した。彼はここで、「患者には、ほかの詳細な点についてと同じく、この問題についても意見を述べる権利があるはずだ」と述べている。この論文は、分娩時のクロロホルムの使用をいちはやく擁護した『アソシエーション・メディカル・ジャーナル』誌に寄稿された。当時の主要な医学雑誌の間でこのように論調が分かれたことは、医学の専門家の間でも意見が分かれていたことを反映している。女王がクロロホルムを使用したことが公表され、スノーの論文が発表されたのちでさえ、地方に住むシェパードという医師は『アソシエーション・メディカル・ジャーナル』誌に、自分がクロロホルムに対する見方を変えることはないだろうと投稿した。彼は、「私が尊敬する女性が、私の同意を得てクロロホルムを吸入することは今後も決してないだろう」と断言し、「分娩時にクロロホルムを使用することは、人間の弱さ、特に、女性の弱さにおもねることだ」と決めつけた[123]。シェパードに賛同する医師もいたが、王室がクロロホルムを使用したことは、反対派が支持を獲得することをますます難しくしていった。

ヴィクトリア女王の出産に立ち会ってから数日のうちに、スノーは、ロンドンで最も影響力のあるいくつかの家から無痛分娩を依頼された。四月二十三日には、ボーシャン聖職代議員夫人にクロロホルムを投与した。夫人は初産で、「痛みが非常に強い」と判断した彼は、「分娩の最後の四十五分間、吸入器を使ってクロロホルムを投与」した。「幸い、患者の経過はきわめて順調」であったという[124]。四月二十八日の早朝には、寝ていたところを起こされて、セントジェームズ宮殿内のスタッフォード・ハウス（現在のランカスター・ハウス）に住むレディー・コンスタンス・グローヴナーのもとに向かった。一八二五年頃にヨーク公が建設したこの邸宅は、ムリリョ、ファン・ダイク、モローニなどの絵画のコレクションで有名だった。女王の場合と同じく、スノーはハンカチを使ってレディー・コンスタンスにクロロホルムを投与した。おかげで彼女の痛みは非常に軽く、陣痛の合間には眠ることができ、「痛みを訴えることはなかった」という。赤ん坊が生まれたのは朝の九時だった。スノーはまた成功を収めたことに喜び、新しい母親の「気分は良好」で「非常に元気」であるとした。赤ん坊を取り上げたグリームは、クロロホルムは子宮口の開大を促すと断言した[125]。スノーはその秋、カンタベリー大司教の公邸であるランベス宮殿に呼ばれて、大司教の娘にあたるトマス夫人の分娩にも立ち会った。これにより、分娩の痛みを取り去ることが安全で間違っていないことに、さらなるお墨付きが与えられた。

一八五七年、スノーは再び女王から出産時のクロロホルムの投与を依頼された。しかし宮殿に呼ばれる直前に、彼の自信を喪失させる出来事が起きた。それは、アミレンという物質に関する失敗だった。スノーは前年からアミレンを麻酔薬として使う実験を始めていて、期待のもてる結果が出ていることに喜んでいた。一八五七年四月七日、そろそろ宮殿から呼び出しがくるかもしれないという頃、彼はロンドンの外科医になっていたウィリアム・ファーガソンとともにリージェント通りに出かけていった。患者は、リヴァプールからやってきたウェリントンという三十三歳の男性だった。ウェリントンは、健康そうな体格のよい男性で、つい最近、オーストラリアから帰国したところだった。彼は痔瘻に悩んでいて、一八五一年にも一度手術を受けていた。スノーはウェリントンにアミレンを吸入させ、患者が無感覚状態になったところでファーガソンが手術を始めた。スノーは間もなく、「マスクの弁がずれて、開口部を塞いでいる」のに気がついた。

患者が痛みを感じている徴候がなくなったので、私は麻酔薬を吸入させるのをやめた。…私は脈をとろうとした。…左手首では脈は触れず、右手首でも、わずかに不規則な脈を感じるだけだった。しかし、呼吸は良好だった。…顔や手足が少し動き、回復しつつあるように見えた。しかし、二、三分すると、いちだんと感覚が鈍くなったように見え、呼吸は遅く、深くなった。私はファーガソン先生に、患者の状態がよくないと告げた。

そのとき、ファーガソンは手術を終えて手を洗っていた。彼も助手のプライスも、スノーが問題が起きたと考えていることに非常に驚いた。ただちにウェリントンの顔に冷たい水をかけたが、効果はなかった。この時点で、彼の…肌は蒼白になり、あえぐような呼吸になっていた。呼吸が止まり、長い間隔をあけて、深く、あえぐように息を吸うだけになった。われわれは人工呼吸をした。最初はマーシャル・ホール先生が推奨する方法に従い、患者の身体をうつ伏せと横向きの間で何度も転がした。次に、顔を横に向けて、胸部を圧迫した。…われわれは一時間半も人工呼吸を続けたが、効果はなかった。…感覚は完全に失われた[126]。

スノーはアミレンをその前年に発見したばかりで、動物を使った予備実験により、多くの長所を発見していた。彼は、アミレンはクロロホルムよりも安全だと信じていた。アミレンは、覚醒時間が短く、気分が悪くなりにくい点で、患者にとっても好ましい麻酔薬だった。ウェリントンは、スノーがアミレンを投与した一四四人目の患者だった。スノーは剖検のあと、ウェリントンが死亡したのは、肺水腫による損傷で肺の血流が妨げられたためであり、アミレンは関係ないと推測した。その後も、さらに九十人の患者にアミレンを麻酔薬として使ったが、七月三十日に二件目の死亡事故が起きてしまった。そこでスノーはアミレンを使うのをやめ、再びクロロホルムを使うようになった。

ごくふつうの外科手術で死亡事故が起きてしまったことは、スノーを動揺させたに違いない。そんなときに女王の分娩に立ち会うことに、さぞかし不安を感じただろう。悪いことに、女王の今回の妊娠は順調とは言えなかった。女王はアルバート公に、妊娠中は「自分がだめな人間になったような気がする」と打ち明けていた。サー・ジェームズはその前年、妊娠を嫌う女王の体よりも心への影響を心配して、アルバート公に、「女王陛下は次の妊娠に耐えられないでしょう」とアルバート公に忠告していた[127]。女王の出産予定日は四月の初めだったが、その時期になってもスノーは宮殿から呼ばれず、侍医団は不安になっていた。四月十四日の、春とはいえまだ寒い未明の頃に、スノーはサー・ジェームズからの伝言で起こされた。すぐに宮殿にきてほしいとのことだった。バッキンガム宮殿に着くと、前回と同じようにサー・ジェームズとロコックが彼を迎えた。しかし、彼らは長い間待たされた。今回は難産のようだった。陣痛の間隔は不規則で、女王はすでに痛みに苦しんでいた。話し合いの結果、アルバート公は、ごく少量のクロロホルムをしみ込ませたハンカチを使って、女王の苦痛を和らげることにした。午前十時になった。医師たちはすでに八時間もその場に控えていた。彼らは分娩を早めようと決断した。スノーの記録によると、「ロコックは粉末の麦角《ばっかく》*3を半ドラム*4投与し、これにより陣痛が強くなった」という。「十一時、私はクロロホルムを使うことにした」。「陣痛がくるたびに、円錐状に畳んだハンカチに約十ミニム*5のクロロホルムをしみ込ませて」女王に嗅がせると、痛みは「大幅に軽減された」。分娩は進行したが、女王はたえず「クロロホルムをお求めになり、痛みが消えないと訴えられた」。もう少しで児頭が見えてくると

＊3　子宮収縮を促進する作用がある生薬。
＊4　二グラム弱
＊5　〇・六ミリリットル

いうところで、女王は「いきめないと訴えられた。そこで三、四回の陣痛の間はクロロホルムを使用しないでおいた。陛下がいきまれると児頭が娩出され、そこでクロロホルムを少量使った」[128]。赤ん坊は頭が出てくるとすぐに泣きはじめたが、全身が娩出されるまでには数分かかった。分娩が終わると、女王の精神状態はすっかりよくなった。「私はこれまでになくよい気分で、しっかりしていると感じた。産みの苦しみは十分に報われたと感じ、愛するアルバートが『素晴らしい子どもだ。女の子だよ』と言うのを聞くと、それまでの辛さをすべて忘れてしまった」[129]。その四年後の一八六一年にアルバート公が腸チフスで死去すると、女王はこの幼いベアトリス王女に慰めを見いだすことになる。しかし、これは未来のことだ。今の女王にとって、ベアトリス王女の誕生は進歩の時代の始まりを告げるものだった。ヴィクトリア女王に再度クロロホルムを投与したことで、臨床医としてのスノーの評判はいちだんと高くなり、彼は一八五七年五月だけで百人以上の患者に麻酔を行った。

ベアトリス王女の誕生の報告は、無痛分娩をめぐる状況を一変させた。『ランセット』誌は、「分娩は、あらゆる意味で自然だった。胎位にも異常はなかった。…陣痛はやや長く続き、弱かった」「クロロホルムを投与したのはよいことだった。…麻酔薬は目的を遂げることに成功した」と冷静に発表した[130]。『ガーディアン』紙はスノーの名前を出したが、クロロホルムについては触れなかった。分娩時に麻酔を行って痛みを軽減することが、最も強硬な反対派からも標準的な医療として認められるのに、十年かかったことになる。最大の貢献者は、(少なくともロンドンでは)麻酔医療と麻酔科学を広めたスノーだった。それはまた、あらゆる状況で、患者が痛みから逃れたがっていることの証明でもあった。

スノーは後日、宮廷から招待を受けてヴィクトリア女王に謁見し、ねぎらいの言葉をかけられた。ロンドンの上流社会の人々は皆、謁見を賜る機会を熱望していた。英国では、一八三二年の選挙法改正法案により選挙権が拡大され、一八四〇年代のチャーチスト運動では労働者階級の男女が普通選挙権を要求するなどの動きが起きていたが、宮廷はいまだに英国社会の頂点にあると見なされていたからである。謁見を許されるのは男性だけで、会場には貴族や閣僚や軍の高官がひしめいていた（女性が宮廷から公式に招待される機会は別にあり、接見会と呼ばれていた）。謁見を賜る人物は事前に保証人が宮内長官に推薦することになっていて、スノーを招待するように依頼したのは、サー・ジェームズだった。

一八五七年六月十八日、スノーは、ロンドンで最も古い宮殿であるセントジェームズ宮殿に向かった。今回は、クロロホルムを持っていく必要はなかった。彼が女王に拝謁できた時間はほんの数秒だったが、最も格式の高い社交界で大きな名誉を得ることができた。女王にとって、五百人もの招待者と会うのは非常に疲れる仕事であり、毎年、謁見が終わりに近づくと肩の荷が下りたような心地がしていた。けれども彼女は、スノーが「ありがたいクロロホルム」を投与してくれたことについて心から感謝していた。スノーが女王の前に跪きながら、前回会ったときよりも落ち着いて威厳があると思ったかどうかは、今となっては知るよしもない。

ベアトリス王女はヴィクトリア女王とアルバート公の間にできた最後の子どもとなったが、王室の女性たちは、その後も出産の際にはクロロホルムを使い続けた。一八五九年一月には、長女であるヴィクトリア（ヴィッキー）王女の初産のため、サー・ジェームズがベルリンに赴いた。議会の開会を控え、娘のもとに駆けつけることができないヴィクトリア女王は、サー・ジェームズと、助産師のイノセント夫人と、クロロホルムの瓶を送った。一八六〇年の夏、早くも二人目の子どもを出産しようとしていたヴィッキー王女は、サー・ジェームズに、クロロホルムの瓶を直接自分に送り、侍医団には十分な量を投与するように書面で指示してほしいと依頼した。そして女王にも、「前回は、親切なサー・ジェームズが、侍医のヴェーグナーに逆らって、ほんの少しだけ嗅がせてくれました。…こちらの人たちは、この問題についてまったく違った考え方をもっています」と訴えた。今度の分娩は、第一子のヴィルヘルム王子（のちのヴィルヘルム二世）のときよりも「はるかに楽」に進み、七月二十四日にシャルロッテ王女が生まれた。ヴィクトリア女王の第三子であるアリス王女は、一八六三年四月八日に第一子を出産したが、最後の九十分間はクロロホルムを好きなだけ使うことができた。同じ年の七月には、女王の第四子であるアルフレッド王子の妃のマリアが、女王の言うところの「恐ろしい出産」をした。「四十八時間の痛みと十八時間にわたって続く陣痛！私はベッドの横に座り、彼らはクロロホルムで彼女の意識を失わせた。彼女は眠っているようだった。私はずっと彼女の顔をなでていた。彼女が何も気づかず、何も感じないうちに、ファー先生が巧みに分娩させた。赤ん坊の泣き声を聞いてはじめて彼女は目覚めた」[131]。

スノーは、これらの分娩にはまったく関与していない。彼は一八五八年六月に死去したからである。四十五歳の若さでの突然の死だった。しかし、彼の麻酔の技術と自信が、産みの苦しみからの解放を求める女王の粘り強さと出会ったことで、無痛分娩は「女王陛下のクロロホルム（chloroform à la reine）」というお墨付きを得ることができたのだ。

第5章　戦場にて

一八五四年二月二十八日、ウェストミンスター寺院の上に太陽が昇る頃、ヴィクトリア女王はバッキンガム宮殿のバルコニーに立ち、近衛師団の最後の大隊であるスコット・フュージリア連隊がクリミアに向かって出発するのを見送った。数え切れないほどの群衆が激励の言葉を叫び、手を振っていた。兵士たちは隊列を組み、捧げ銃をして、掛け声とともに行進していった。女王は叔父のベルギー国王レオポルド一世に手紙をしたため、「素晴らしい若者たちのために、私はいつも神の御加護をお祈りしています」と打ち明けた[132]。三万人以上の兵士がポーツマスからバルト海に出航する様子を取材した『タイムズ』紙の特派員も思いは同じで、「彼らは、この海岸から出発した最高の軍隊である」とレポートした。

総計五十万人の死者を出すことになるクリミア戦争は、一八五三年にロシアがトルコ領内のバルカン半島に侵攻したことによって始まった。ロシアの力が大きくなりすぎることを警戒した英国はトルコを支援し、フランスとともにロシアに宣戦布告した。フリードリヒ・エンゲルスは、クリミア戦争とその原因は「途方もない間違いの喜劇」であったと断じた。二十世紀の歴史家E・J・ホブズボームは、この戦争を

「お粗末さで名高い国際的な大量虐殺」と評した[133]。

一八一五年にナポレオン戦争が終結して以来、英国は四十年近くにわたって平和を享受してきた。一八五〇年代には、鉄道網の整備、一ペニー郵便制の創設、電信の発明などにより、市民の日常生活は大きく様変わりした。特に電信は、英国本国とクリミアの戦場にいる軍隊の間の通信に革命を起こした。英国軍が開戦時に行った最初の作業の一つは、黒海をまたいで、当初の紛争地であった東岸に至る電信線を敷設することだった。英国人は日常的に「telegram（電報）」という言葉を使うようになった。クリミア戦争は、市民が強い関心を寄せ、新聞や雑誌の報道がそれを煽り立てるなかで戦われた最初の戦争だった。軍隊とともに生活し、ともに移動する従軍記者は、事実を曲げることなく、正確な戦況を市民に伝えた。彼らのレポートは数日以内に本国で報道された。『タイムズ』紙特派員のウィリアム・ハワード・ラッセルは、詳細な記事を頻繁に送っていたため、あるロシア人に、「『タイムズ』があるから、われわれはスパイを送り込む必要がない」とまで言わしめた[134]。ロジャー・フェントンは、写真という新しい手段を使って、新世代の兵器を扱う部隊の姿をとらえた。球形の銃弾を発射するマスケット銃は、エンフィールドライフル銃に取って代わられた。これは、銃身内にらせん状の溝を刻みこんだフランスのミニエライフル銃を英国で改良したもので、薬包を使って銃弾を発射するものだった。ライフル銃はすぐに標準的な兵器となったが、ポーツマスの陸軍病院で銃創の治療にあたったトマス・バージェスは、以前の銃創に比べて「組織の損傷が大きく、骨は粉砕され、膿の量も多い」と解説している[135]。新しい技術は、潜水艦や、海上の高波を抑えて嵐のなかでも船が接岸できるようにする装置の開発につながった。クリミアの戦場で兵士たちが戦っている一方で、医師たちの間では、重傷を負った兵士に麻酔を用いることの危険と便益をめぐる議論が激しさを増していった。

軍医たちに最初に警告を発したのは、病院総監にして軍医総監でもあるサー・ジョン・ホールだった。戦闘による外傷を治療する場合、特に、銃創を負った兵士に切断術を行うことになった場合には、クロロホルムの投与はきわめて慎重に行わなければならない。一八五四年九月、ホールは軍医たちに、「ナイフによる痛みは強力な刺激剤になる。兵士が大声で泣きわめくのを聞くほうが、無言で墓に落ちてゆくのを見ているよりもずっといい」と教えた[136]。彼は、自分の言葉が市民には野蛮に聞こえることを承知していた。しかし、重傷を負いショック状態に陥っている兵士にクロロホルムを投与したら死んでしまうという主張は譲らなかった。『イラストレイティッド・ロンドン・ニュース』紙に彼の『部隊への指示』が再掲載されると、議論や非難が噴出した。愛国心に燃える人々にとっては、祖国のために戦い負傷した兵士を人道的に治療するべきではないとするこの指示は、常軌を逸したものと思われたに違いない。しかし、クロロホルムの危険性についてのホールの危惧は純粋なものであり、当時の医師仲間の多くに影響を及ぼした。

一八一五年のワーテルローの戦いに軍医として従軍した経験をもつホールは、医師としてはきわめて保守的だった。麻酔に関する彼の見解は、彼の年齢を反映しており、痛みに関しても、有益で生理学的に必要なものであり、手術時には刺激剤になると信じていた。同じくワーテルローの戦いに従軍した経験をもつ外科医ジョージ・ガスリーなども、麻酔の使用には慎重だった。彼らは、麻酔薬は抑制剤として作用し、外科手術の危険を大きくする、つまり患者が死亡する確率を上昇させると信じていた。ショック状態に陥った兵士や重傷を負った兵士は、クロロホルムの危険な影響を特に受けやすいように思われた。日常生活でもショックはよく知られていたが、その多くは鉄道や工場の事故での大量出血によるもので、循環器性や心因性のショックは少なかった。戦場での「ショック」は、兵士が肉体的にも精神的にもぎりぎりの状態にあるときに負傷することで、悪化しているように見えた。この高揚した状態（今日なら、「アドレナリンが体内を駆けめぐっている状態」と言えるだろう）は、外傷に対する神経系の反応を強めているように思われた。負傷者は昏迷状態に陥り、生死の境をさ迷っているように見えた。医学的決断は、負傷者が昏迷状態に守られている間に大急ぎで手術をする危険をとるか、意識を取り戻すまで手術を延期する危険をとるかでゆれていた。このような緊迫した状況では、痛みは生命を救う助けになるように見えた。しかし、若い世代の医師たちは、痛みについて新しい見解をもっていた。エーテルが使われるようになってわずか数か月後には、ジョン・スノーは軍医たちに、負傷した兵士に麻酔を用いることの効用を説いていた。

痛みは、手術の危険性の大きな部分を占めている。痛みは身体にショックを与え、患者はときに、そのショックから回復することができない。作戦中やその直後に手術を受ける負傷兵は、負傷と手術という二つのショックにさらされることになる。彼の身体は、どちらか一方だけなら耐えられるかもしれないが、両方一度にとなると耐えられなくなるおそれがある。これに対して…少し時間をおいて二回目の手術をする必要がある場合には…兵士は、病気や苦痛のため、痛みに敏感になっている…メスへの恐怖は衰弱や虚脱につながり、その状態を持続させるため、軍医はなかなか手術ができない。エーテルは軍医に、ただちに手術をするか、時間をおいてから手術をするかという広い選択肢を与えるだろう[137]。

しかし、スノーのように麻酔の利点を確信している医師はほとんどいなかった。一八四〇年代には、軍医が麻酔薬を使うことはあまりなかった。エーテルが初めて戦場で使われたのは、米墨戦争のさなかの一八四七年のことだった。テキサスが一八三五年にメキシコからの独立を宣言し、一八四五年に米国に加入したことをめぐってメキシコと米国の間で紛争が起こり、一八四六年五月に米墨戦争が始まった。ウィリアム・モートンがボストンでエーテル麻酔を確立したのは、この年の秋のことだった。一八四七年には、米国軍はメキシコのベラクルスで戦っていた。この戦争を金儲けの好機と見たモートンは、米国軍に接近した。彼は、自分が発見した新しい麻酔薬（エーテル）は、「メキシコとの戦争で負傷した陸海軍の兵士」の役に立つと言い、海軍と陸軍の軍医総監に、いつでも麻酔薬をメキシコに発送できると約束した。「政府の出費は、ほんの数百ドルです」。彼は、吸入器の値段は値引きして卸売価格にしようとも提案した。モートンの申し出は拒否されたが、エーテルは使用された。

エドワード・H・バートンは、トウィッグ師団騎兵旅団第三騎兵連隊の軍医として、ベラクルス港を封鎖する艦隊にいた。バートンにとっての戦争は、支給されたエーテルと吸入器を受け取ることから始まった。最初はエーテルの投与法に苦労したものの、その後、一人の兵士の脚を「筋肉をぴくりともさせずに」切断することに成功した。戦闘で負傷したメキシコ兵たちは、それほど幸運ではなかった。兵士の手術があるときには、士官たちは軍楽隊に演奏をさせて、兵士たちの「哀歌」が耳に入らないようにしていた。しかし、米国陸軍の軍医総監ジョン・B・ポーターは、エーテルは非常に危険であるという自説を軍全体に押しつけた。彼は、エーテルは出血や敗血症のほか、壊疽さえ引き起こし、「傷の状態と手術の転帰に、明らかに好ましくない影響を与える」とした[138]。麻酔に反対する人々はポーターの見解に飛びつき、彼の説は英国やフランスの全土で引用された。

しかし、これと同じ年に、ロシア軍の兵士はエーテルの恩恵を受けていた。サンクトペテルブルクの軍医学校教授の外科医ニコライ・イワノヴィッチ・ピロゴフのおかげである。ピロゴフは、一八四七年の初頭にエーテル麻酔のニュースが届くとすぐにこれを使いはじめ、エーテルの経直腸投与の先駆者として麻酔の歴史に名を残している。彼はこの投与法を、特に痛みが強い、重大な手術に有効であるとした。数か月後、彼はロシア南西部のピャチゴルスクに赴き、コーカサス地方の反乱軍と戦うロシア兵の治療にあたった。彼は百人の兵士にエーテルを使い、戦場で数件の手術をした。ピロゴフのこの経験は、クリミア戦争で大いに役立つことになる。

一八四〇年代後半に、市民の暴動を経験したのはロシアだけではなかった。ヨーロッパ全土で、ジャガイモと小麦が不作であったことをきっかけに、不穏な動きが出てきたのだ。パリ市街の暴動で千人以上の死者と数千人の負傷者が出ると、それを皮切りに、一八四八～五一年にかけて、オーストリア、ハンガリー、イタリア、ドイツへと抗議の波が広がっていった。負傷者の治療にあたる外科医は、銃創という深刻な問題に直面した。パリ大学の外科教授ルイ・ヴェルポーは、学生たちに、マスケット銃の銃弾は「強力な銃から高速で打ち出されるため、血管や神経を切り裂き、骨を粉砕する」と教えた[139]。被弾した患者のためにできる治療は、負傷した部位をただちに切断することしかなかった。そして、負傷したときのショックで患者が昏迷状態にある間に切断するのが望ましいとされていた。しかし、患者のなかには手足を失うことに抵抗する者もいた。一八四八年二月二十四日の暴動では、運の悪い男性がマスケット銃の銃弾に腕を砕かれたが、腕を切断されるのは嫌だと言って手術を拒否した。脚と膝を粉砕された男性も、手術を拒否した。彼らがヴェルポーの手術を受けることに同意したのは、負傷から数日後のことだった。ヴェルポーは、軽傷患者にはクロロホルムを用いたが、重傷患者にはクロロホルムを用いなかった。クロロホルムは患者の神経系を抑制し、衰弱させると考えていたからだ。医師であり、『メディカル・タイムズ』紙のパリ特派員でもあったチャールズ・キッドは、この暴動の間に、ヴェルポーらが一六〇〇件もの手術をクロロホルム麻酔下で行うのを見ていた。

ヴェルポーと同じように、英国の軍医ジョン・ジョーンズ・コールも、痛みには強力な刺激作用があるとして、麻酔薬の使用に抵抗していた。コールは、第二次シーク戦争（東インド会社がインド北西部のパンジャブを占領したことから勃発した、英国とシーク教徒との戦争。一八四八～四九年）で負傷した傭兵を治療するため、パンジャブのムルタンに病院を設営していた。同僚の軍医が切断術を行った患者を診察した彼は、「こんなに綺麗で良好な断端は、なかなか見られない」と言った。「けれども君は、この患者を救うことはできないだろう。…彼はクロロホルムを投与されたように見えるからだ」。これに対して同僚は、「たしかに、われわれはクロロホルムを投与した。おかげで彼は、まったく苦痛を感じないですんだのだ」と反論した[140]。残念ながらコールの予言は的中し、この患者は夕方になる前に死亡した。それでも、一部の医師たちは負傷した英国兵や現地人兵にクロロホルムを使い続けた。ニザーム*1のモミナバード騎兵第二連隊の軍医助手であったウィリアム・バーカー・マッキーガンは、麻酔の効用について『ランセット』誌に投稿し、「麻酔により悪い効果が生じるのを見たことがない」と主張した[141]。マッキーガンによると、現地人兵士の四十九人の負傷者のうち四十六人は、クロロホルム麻酔下で手術を受けたあと、回復して戦場に戻っていったという。彼は、人種ごとに感受性に差があるという仮説をふまえて、感受性の低い現地人兵士は、クロロホルムの作用も受けにくいだろうと推測していたが、実際には英国兵と同じくらいよくクロロホルムの作用を受けるがことがわかった。この戦いでは、のちに、マッキーガンの楽観的な主張をくじくような報告もあった。それは、クロロホルム麻酔下で手術を受けた五十三人の患者の死亡率は、クロロホルムなしで手術の痛みに耐えた四十七人の患者の死亡率よりも高いという報告だった。

一八五〇年代初頭には、麻酔が戦場でも有益であることが明らかになっていたが、軍医たちはまだその使用をためらっていた。その一方で、クロロホルムの使用に対するホールの警告は、多くの医師たちを激怒させた。特に腹を立てていたのは、スコットランド系の医師たちだった。スコットランドでは、外科手術の際にクロロホルムが日常的に使われていた。クロロホルム麻酔を発見したエディンバラのジェームズ・シンプソンは、医師たちに、戦場に行くときにはクロロホルムの瓶を携行するようにと奨励していた。彼の同僚であるジェームズ・サイムは、ホールの見解に反対する手紙を、『タイムズ』紙に投稿し、

「患者がどんなに消耗した状態にあっても、クロロホルムが手術の危険性を増すことはない。…痛みは『強力な刺激剤』ではなく、弱った患者の神経を激しく痛めつけるものである」と主張した[142]。ほかの人々もサイムの主張を支持する意見を『タイムズ』紙に発表したが、ロンドンのユニヴァーシティー・カレッジ病院でのクロロホルムによる死亡事故は、その危険性のさらなる証拠となるように思われた。『タイムズ』紙のコラムで論争が起きていたとき、クリミアの連合軍は、ロシアの海軍基地であるセヴァストーポリを奪取し、破壊しようとしていた。最初の戦闘は、アルマ川の両岸のけわしい崖の上で行われ、軍医のリチャード・マッケンジーは、負傷兵にクロロホルムを使用した。マッケンジーはシンプソンの教え子で、ホールの主張に即座に反対した。「ホール先生の指示は、クロロホルムの使用を完全に不可能にしてしまう。こんな命令は尊重するべきではないと思う」[143]。だが、マッケンジーの従軍期間は短かった。彼は、一八五四年十月の戦いの数日後、コレラにより死去した。その数週間後、クロロホルムを投与された兵士に最初の死者が出た。

一八五四年十一月五日、セヴァストーポリを囲む丘で、「記憶に残る、いまわしい」インケルマンの戦いがあった。英国軍の死傷者数は二三五七人にのぼった。そのなかに、大腿骨を複雑骨折した二十九歳の

＊1　インドのハイダラーバード藩王国の君主。ハイダラーバード藩王国は英国の保護下にあり、東インド会社軍の駐屯地があった。

兵士がいた。彼は戦場で大量の出血をしていて、クロロホルムを投与してほしいと懇願していた。その願いはかなえられたが、手術後に突然、死亡してしまった。クロロホルムの投与を担当したジェームズ・ムーアート（彼はのちに、バラクラヴァの戦いでの功績によりヴィクトリア十字勲章を授与された）は、この兵士の死は「ショックとクロロホルムによる抑制作用が重なった」ために起きたと考えていた[144]。第三十歩兵連隊のマーク・ウォーカー中尉はもっと幸運で、クロロホルム麻酔下で腕の切断術を受けたが生還し、その勇気を賞してヴィクトリア十字勲章を授与された。彼は日記に次のように書いている。

兵士たちを急がせていると、私のすぐ横に榴弾砲《りゅうだんほう》が落ちて破裂した。破片の一つが右肘に当たり、肘を砕いた。私はすぐにその部位よりも上を大きなハンカチできつく縛り、後方に向かって歩いていった。そこで第五十五連隊の兵士に迎えられ、担架にのせられて駐屯地へ運ばれていった。そこの将校仲間は非常に親切にしてくれた。その後、後方基地病院の仮兵舎に連れて来られ、今に至っている。私はクロロホルムを嗅がされ、意識が戻ると、夜の間に自分の腕が肘の上で切断されていたことを知った。今日は猛烈な痛みに苦しめられた。私が失ったものは非常に大きかったが、命拾いしたことには心から感謝している。仮兵舎は、わが第三十連隊の戦友をはじめとして、見舞客であふれかえっている[145]。

この部分から、ウォーカーの日記の書体は大きく変わっていて、彼が失ったものを強く印象づけている。

後方基地病院では、クロロホルムは普通に使われていた。一八五四年十一月、『タイムズ』紙クリミア基金の慈善係として活動していた牧師シドニー・オズボーンは、ボスフォラス海峡の東岸のスクタリにある英国軍の病院を視察して、スクタリには手術台はなかったが、「必ずクロロホルムが使われていた」と報告している[146]。外科医であるジョージ・パイマウント・スミスの手記も、この報告を裏づけている。

私はクロロホルムを使うことに慣れていたが、ここほど広く使われているのは見たことがなかった。…スクタリでは、患者はクロロホルムを投与されて、死体のような状態になっていた。彼らに対して行われるのは、手術ではなく解剖だった[147]。

理論的な問題というよりは供給不足によって、クロロホルムを使用できないことも少なくなかった。連隊の軍医たちの医薬品箱には、当初、八オンス*2のクロロホルムが入っていた。これは、四～六回の大手術ができる量である。師団や連隊ごとのクロロホルムの支給量はまちまちだった。アルマの戦いでは、兵士十七人が負傷した第八十八連隊には二ポンド八オンス*3のクロロホルムがあったのに対して、一

＊2　二三〇ミリリットル弱
＊3　九一〇ミリリットル弱

七九人が負傷した第七フュージリア連隊にはまったくなかった。一八五四年九月には、クリミアの戦場からスクタリの病院まで十一隻の船が傷病兵を後送したが、十分な量のクロロホルムを積んでいたのは二隻だけだった。傷病兵を乗せた船が黒海を横断する間、軍医たちは休む間もなく働いた。しかし、クロロホルムが不足していたため、痛みから逃れられた兵士はほとんどいなかった。コロンボ号は、アルマの戦いで負傷した六五〇人の将校や兵士を運んでいた。ある軍医は、「一日中、腕や脚を切断していた。…どんなに急いでも、乗船しているすべての負傷者の命を救うことはできなかった。私は一人の兵士の肩関節を切断した。大腿や下肢を切断した人数については、数えるのをやめてしまった」と回想している[148]。またある軍医によれば、船の「甲板は屠殺場よりも血だらけで、強烈な悪臭が立ち込めていた」という[149]。戦場での人手不足も、クロロホルムを使いにくくした。特に困ったのは、戦闘の最中だった。インケルマンの戦いのあと、砲兵隊のある軍医は『メディカル・タイムズ・アンド・ガゼット』紙に、「われわれがクロロホルムを使用しないことに対して抗議の声が上がっていることは知っている」「しかし…クロロホルムを使っていると、人手が足りなくなってしまうのだ。…手術の際に、二人以上の医師が助手につくことなど、めったにない。…戦場での手術は、設備の整った病院での手術とは、まったくの別物だ」と語った[150]。クロロホルムはエーテルのように可燃性なのではないかという不安も、軍医たちを躊躇させていた*4。海軍の軍医ジョージ・マッケイは、「ランプやろうそくの煙や熱気があったし、火薬の煙もあったので、作戦がおおむね終了するまでは、クロロホルムを使用するべきではないと考えていた」[151]と説明した。

戦時中の医療という大問題の前では、クロロホルムをめぐる議論は些細なことに思われた。一八五四年十月、アルマの戦いで「輝かしい」勝利を収めたという報告が新聞の見出しを飾った。その数日後、英国市民は、トマス・チェネリーが『タイムズ』紙に寄せたレポートにより戦場の現実を知ることとなった。

負傷者に適切な治療を施すための医療設備が十分に整っていないことを知ったら、英国市民は驚きと怒りを感じるだろう。軍医は不足し、軍医助手や看護婦は一人もいない。前者については、外科医の従軍を促さないわけにはいかないだろう。後者はシステムの問題であり、軍医助手や看護婦の責任ではない。けれども、負傷者の包帯を作るための亜麻布さえないという事実については、なんと言えばよいだろう？…ごく一般的な外科手術の用意さえできていないのだ！傷病兵たちは、場合によっては、医師に診てもらえないまま一週間も放置され、苦悶のなかで息をひきとった。彼らは誰からも顧みられない。悪臭のする船上で回診をする軍医の姿を見かけるたびに必死にしがみついても、振りほどかれるだけだった。…ここには貧民収容施設の病棟にあるような設備さえないのだ。

国家の威信という点でおそらく最悪だったのは、英国軍の医療体制が、フランス軍に大きく水をあけら

＊4　実際には難燃性である。

れていたことであった。「彼らの…設備は非常によく整っていて、軍医の人数も多かった。慈善修道女会の修道女たちが、医師たちの仕事を手伝っていた。…修道女は素晴らしい看護婦だった」[152]。この簡潔な報告が、英国市民の思いをかき立てた。翌日には、「本戦争で負傷した者」と名乗る人物が、「わが国にはなぜ慈善修道女会の修道女がいないのだろう?」と訴える投書をした。この記事は、ロンドンのハーレー街の婦人病院の監督をつとめていたフローレンス・ナイチンゲールの注意も引いた。彼女にとって、クリミアの窮状は天から与えられた好機だった。

ナイチンゲールは良家の子女として生まれたが、幼い頃から、社交界の集まりに出かけるよりは病人を訪問するような建設的な活動をしなければならないという考えをもっていた。彼女に言わせると、ヴィクトリア時代の女性たちは「何かをしたい」という願いの強さに、気も狂わんばかりだった。ユニテリアン派の家庭で育ったナイチンゲールは、スピリチュアルな経験を通じて、神は自分が病院で働くことを望んでいると確信するようになった。彼女は一八四七年に出会ったペンブルック伯の次男シドニー・ハーバートとその妻エリザベスと親しくしていたが、この友情が彼女の宿願をかなえるきっかけとなった。一八五三年八月、エリザベス・ハーバートの推薦を受けたナイチンゲールは、ハーレー街の婦人病院の監督として備品と業務の管理にあたることになった。彼女はこの病院を多くの点で改善し、早くも一八五四年十月には、次の挑戦に目を向けていた。それは、ロンドンの教育病院のなかに看護学校を設立することだった。彼女がキングズ・カレッジ病院と話を進めていたときに、クリミア戦争が勃発した。

クリミアの病院に看護婦を派遣することは、政府レベルでは軍隊を派遣する前から検討されていたが、

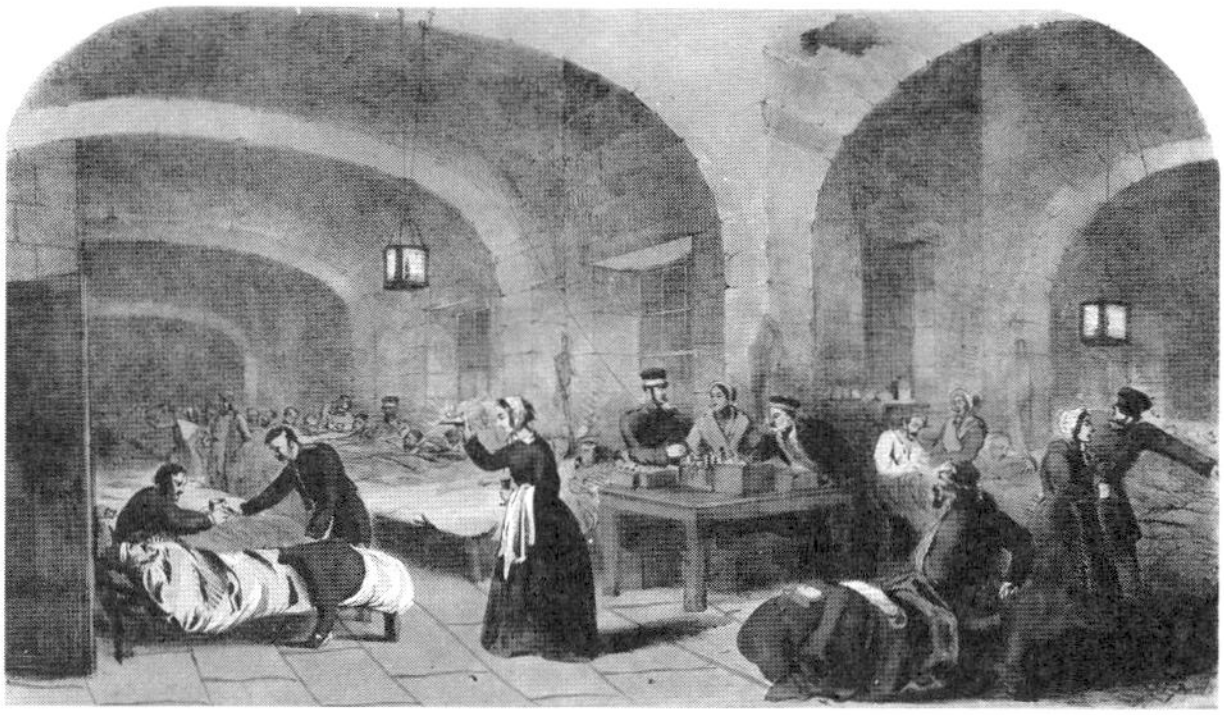

図９　スクタリの陸軍病院でのフローレンス・ナイチンゲール
（The Wellcome Library, London）

軍部がそれを一蹴していた。しかし、戦地の病院のひどい無秩序状態を告発する『タイムズ』紙の初期のレポートを無視することはできなかった。政府がナイチンゲールに看護婦隊を率いてクリミアに行ってほしいと依頼した背景には、戦時相になっていたシドニー・ハーバートが大きな影響を及ぼしていた。ハーバートは、看護婦隊の規律を維持する強さをもつ候補者は彼女しかいないと確信していた。彼はまた、この試みには、もっと広い意味があることにも気づいていた。彼は、今回の試みが成功したら、「偏見は打ち破られ、よき先例が打ち立てられ、時とともに何倍もの大きさに成長していくだろう」と記している[153]。

一八五四年十一月四日、ナイチンゲールと看護婦たちはスクタリの英国軍基地に到着した。彼女たちが働く病院は、そこにあったトルコ軍の古い兵舎を利用したものだった。

病院は、ボスフォラス海峡を見下ろす木々に覆われた崖の上にあり、イスタンブールの丸屋根や光塔や金角湾に続く海峡の素晴らしい眺めを楽しむことができた。しかし、建物のなかは恐ろしい状況だった。床は腐った木材の上に割れた石のタイルを敷いたもので、窓は小さく、寒さを防ぐために布が詰めてあった。病室にも廊下にも、藁を詰めたマットレスがぎっしりと並べられていた。看護婦たちが到着するとすぐに、バラクラヴァの戦いの負傷兵が五七〇人も運び込まれてきた。バラクラヴァの戦いは、ロシア軍の砲兵隊が包囲する谷に英国軍の軽騎兵旅団を正面から突撃させた、無謀な「軽騎兵旅団の突撃」で悪名高い戦いである[154]。ナイチンゲールは、「ここは地獄の王国です。…負傷兵の手足の合計本数は平均三本です。…手術は…すべて病室のなかで行われています。…たらいも、タオルも、石けんのかけらも、デッキブラシもありません」と記している。ナイチンゲールはただちにタワシを三百個注文した。しかし、物資の不足はその後も解消されず、兵士たちが十分な医療を受けられない状態が続いた。ナイチンゲールがスクタリに到着して数日後には、黒海で嵐になり、兵士の冬用の衣類と医療器具を積んだ英国の蒸気船グレート・ブリテン号が沈没した。『タイムズ』紙に掲載されたW・H・ラッセルのレポートには、「騎兵隊の馬のほぼ半数が逃げてしまった。負傷者はかろうじて悪天候に耐えていた。…最初にみぞれが降り、続いてクリミア特有の雪嵐になって、荒廃した大地を白く覆った。そこを兵士たちが重い足取りで行進していくと、黒い泥の線ができる」と記されている。不幸な知らせが続いた。ヴァルナに物資が到着したときには、軍隊はすでに出発していた。一部の物資は、イスタンブールではなくクリミアに送られてしまった。英国に戻ってしまった物資もあった。一八五四年十一月には、スクタリの港から英国軍の駐屯地に至る道路がロシア軍に占拠されてしまい、ぬかるんだ山道を通って物資を輸送するしかなくなってしまった。

一八五〇年代初頭に聖トマス病院で訓練を受けた若き軍医のエドワード・レンチは、この状況に衝撃を受けていた。レンチが最初に配属されたのはバラクラヴァの英国陸軍病院だった。そこには、インケルマンの戦いで負傷した兵士たちが収容されていた。

私は、インケルマンの戦いの負傷兵と、コレラ、赤痢、発熱の患者を、二十〜三十人ほど受けもっていた。ベッドはなく…寝具もなかった。患者たちは服を着たまま床に横たわっていた。開けっぱなしの窓からは雨が吹き込んできた。野外の便所に行き来するための道は、田舎道のようにぬかるんでいた。

ここの医師たちは、ホールの指示に従い、クロロホルムの使用を控えていた。レンチはそれから半世紀近くたってから、「われわれは…クロロホルムは重大な手術にしか使わなかった。診察をしやすくするために使ったり、ありふれた手術とされていたもの、すなわち、銃弾の摘出や骨折の整復などに使ったりすることはなかった」と回想している[155]。

一八五五年一月、『ランセット』誌は、「氷の冠を戴いた、偉大なトール神」が、英国軍、フランス軍、ロシア軍を等しく征服したと報告している。不衛生な病院と兵舎と戦場は、疾病を蔓延させた。兵士たちは、死体の上を流れてきて、兵士や動物の排泄物で汚染された水を飲んでいた。スノーは、スクタリでコレラが流行した原因は汚染された水にあると指摘した。死体は放置され、腐っていった。レンチの脳裏には、「インケルマンの野にロシア兵の死体が横たわり、その肉は鳥や獣に食い荒らされ、ミイラ化した指の間からはクロッカスの花が咲いている」光景が刻み込まれた。連隊は外傷よりも疾病に打ちのめされていた。第四十六連隊の八五〇人の兵士のうち、戦闘に加わることができたのは七十人だけだった。スクタリの病院に収容されていた兵士に最も多く見られた疾患は下痢で、赤痢、発熱、壊血病もあった。足の凍傷で病院にやってきた兵士たちは、「私が診る運命にあった患者のなかで、誰よりも悲惨な姿」をしていたと、軍医のジョージ・パイマウント・スミスは叫んだ。気温が下がると、兵士たちの四肢はすぐに凍傷になってしまった。それは、寒さというよりは、「壊血病と、食料不足と、不衛生と、濡れた衣服を着替えたり乾かしたりすることもできずに、長い間風雨にさらされ続けたこと」で、体力がすっかり低下していたためだった[156]。『ランセット』誌はすかさず、十分な食料があり、壊血病にもかかっていないロシア軍の兵士たちは、同じ条件におかれても平気でいると指摘した。船でポーツマスの陸軍病院に輸送されてきた英国軍の兵士たちは、なんとも惨めな状態だった。彼らを迎えた軍医のトマス・バージェスは、「彼らの哀れな顔つき、健康を損ない、やせ衰え、老人のようになった姿」は、赤痢による消耗を示唆していたと言った。「十八歳の若者が、七十歳か八十歳の老人のように憔悴した顔をしていた。落ちくぼんで輝きを失った目、突き出た顎、疲れきった表情は、見るにしのびない。体にはシラミがはい回り、皮膚には汚物が固くこびりつき、人糞すら付着していた」[157]。

英国軍の医療事情は、戦中も戦後も激しい非難を浴びた。しかし、戦闘と疾病の混乱のなかで、英国軍の軍医たちは雲間から漏れる光を見ることができた。フランス軍やロシア軍の医療を見たり、（おそらくは）そこから学んだりする機会があったのだ。麻酔の危険性に関するフランス軍の軍医たちの考え方は、一八四八年にヴェルポーが「重傷の患者にはクロロホルムを用いるべきではない」と主張した頃とは大きく変わっていた。クリミア戦争中、フランス軍の軍医たちは、軍医総監であるガスパール・スクリーヴの手順書に従い、クロロホルムを潤沢に使うことができた。それは、「死にゆく者には興奮を鎮めたり痛みを取り除いたりする『慈悲のクロロホルム（chloroformisation de charitié）』を、切断術や銃弾や破弾の摘出の際には『必要のクロロホルム（chloroformisation de necessité）』を、重傷者には包帯交換の痛みを和らげる『用心のクロロホルム（chloroformisation de prudence）』を投与せよ」というものだった。スクリーヴは、クロロホルムの濃度を調節するコックの付いたシャリエールの吸入器を使い、患者が「深い」麻酔に陥らないように注意することで、過剰投与を防いだ。フランス軍のほかの軍医たちは、もっと簡単に、厚紙を円錐形にして患者の鼻と口にかぶせて、そこにクロロホルムを滴下していた。イスタンブールのドルマ・バッチェ病院の外科医長として従軍していたムニエは、クロロホルム麻酔には「何千回も成功した」と豪語した。そして、「アルマの戦いとインケルマンの戦いの負傷者で、私の病院に収容された者のうち…麻酔により死亡した者は一人もいなかったし、事故も一度も起こらなかった」と力説した[158]。戦争中、フランス軍ではクロロホルムが二万五千回以上投与されたが、これによる死者は一人も出なかったようである。フランス人がこのことを誇りに思ったのは当然だ。同じ頃、英国軍では、約二五〇〇回のクロロホルム投与につき一人の死者が出ていたからである。ムニエはトルコの医学生にもクロロホルムの使用法を教え、死体を使って外科手技を練習させた。戦後、トルコは、イスタンブールの負傷兵に対するエーテルとクロロホルムの混合麻酔を成功させた英国人の医師チャールズ・ジョンソンにオスマン帝国五等勲章を授与している。

ロシア軍の軍医たちを率いていたのはピロゴフだった。彼は、一八四七年から戦場でエーテルを使用しており、クロロホルムに寄せる信頼は絶大だった。ロシア兵は、切断術の際には必ずクロロホルムを投与されただけでなく、包帯交換の際にも投与された。けれども兵士たちは、麻酔にも取り除くことのできない苦痛を抱えていた。レフ・トルストイは、若き砲兵隊将校としてクリミア戦争に従軍し、軍から独立した新聞『ロシア退役軍人』紙に、自分の目と耳で直接とらえた戦争の姿を伝える記事を連載した。彼は、ある光景を目撃したあと、戦争の正体は血と苦痛と死であると記している。それは、次のような光景だった。

青白く陰気な顔つきの軍医たちが、腕を肘まで血だらけにして、ベッドに横たわる負傷兵の治療に集中していた。クロロホルム麻酔をかけられた負傷兵は、狂乱状態にある人のように目を開けて、意味をなさない言葉を発していた。その言葉は、ときに単純で痛ましいものになった。…カーブのついた鋭利なメスが白く健康な身体に差し込まれる。負傷者が突然意識を取り戻して、聴くに堪えない悲痛なののしりの言葉を吐く。看護兵が、切断された腕を部屋の隅に放り投げる[159]。

ロシア軍の軍医たちは、フランス人捕虜にはロシア人兵士の二倍か三倍のクロロホルムを投与しないと無感覚状態にできないことに気づいて驚いた。恐怖が痛みを強くしていたようだった。

戦争が終わる頃には、重傷者にも広くクロロホルムが用いられるようになっていた。麻酔に関する英国軍の経験は、クリミア内科外科学会で詳細に検討された。戦争への貢献によりナイト爵を授けられていたホールが会長となったこの学会は、クロロホルムは一般的には有効であるという結論に達した。一八五〇年代の終わりに相次いで出版された新しい軍医マニュアルには、クリミア戦争に従軍した軍医たちの経験から得られた知識が多く取り入れられている。エディンバラで訓練を受け、クリミア戦争中にはセヴァストーポリで活躍したジョージ・マクラウドは、そうした軍医の一人だった。彼は、クロロホルムには「はかり知れないほど大きな価値」があり、痛みを取り除くことは軍隊の士気を高めると指摘した。「野戦病院では、手術を受ける患者が悲鳴を上げなくなるだけでも大きな意味がある。手術を受けている患者と、その試練を待つ患者との間には、一枚の毛布か数枚の厚板でできた薄い仕切りしかないことが多いからである」[160]。クロロホルムの使用に慎重だったジョージ・ガスリーのような古株でさえ、軍医用の教科書に、麻酔は「常に役に立つだろう」という記述を付け加えるようになった[161]。ガスリーは、スノーにクロロホルム投与の原則をまとめた文書の作成を請い、みずから聖ジョージ病院の医学生にこれを教えた。

クロロホルムは、外科手術を必要とし、それが可能な状態にあるすべての患者に、安全かつ有益に投与することができる。外傷や疾患により生理機能が著しく低下した状態にあることは、クロロホルムを投与する妨げにはならない。クロロホルムは、最初は刺激剤として働いて、脈拍を強くする。これにより、消耗した状態にある患者を、意識があるときよりもはるかによい状態で手術に臨ませることができる[162]。

一八五四年にホールがクロロホルムの危険性について警告したことは、過去の出来事になったように見えた。しかし、軍隊での麻酔の使用には、依然として問題があった。

一八五三〜五六年にかけてのクリミア戦争をきっかけにヨーロッパが新しい戦争の時代に突入していった一方で、米国では、一八六一〜六五年にかけての南北戦争が、その軍事的歴史に新たな記録を打ち立てた。その戦闘の回数は二千回以上にのぼり、約五十六万人の兵士の命が失われた。この戦争の詳細については、軍医総監局が出版した『反乱戦争における内科と外科の歴史』全六巻を通じて知ることができる。南軍でも北軍でも、ほとんどの軍医が麻酔の使用に賛成していた。サウスカロライナ大学医学部の外科教授であるJ・ジュリアン・チザムは、南軍のマニュアルに、「外科手術に伴う痛みの緩和にクロロホルムが広く用いられているという事実が、クロロホルムの便利さとその必要性を余すところなく証明している。…われわれは、重大な手術や痛みの強い手術を必要とするすべての患者にクロロホルムを用いるべきである、と躊躇なく断言できる」と記している。南軍の軍医部を率い、みずから一万人以上に麻酔を行ったチザムは、「患者は、過度の苦痛による神経衰弱から死亡することもある。クロロホルムの使用は、少なくともこのリスクから患者を救う」と続けている[163]。南北戦争中には八万人前後が麻酔下で治療を受けた。よく用いられた麻酔薬はクロロホルムだった。統計によると、南北戦争の負傷者はクリミア戦争の負傷者よりもわずかに恵まれていたようだ。北軍では三万件の切断術が行われ、その死亡率は二十六パーセントであったのに対して、クリミアでは一〇二七件の切断術が行われ、その死亡率は二十八パーセントであったからである。統計がより大きな説得力を見せたのは、すべての切断術のなかで最も危険な股関節の切断術で、この手術を受けた英国軍の兵士が全員死亡したのに対して、南北戦争では十七パーセントが生存している。けれどもここでも需要と供給の問題があり、軍医たちは十分な量の麻酔薬を使用することができなかった。

一八六一年五月、北軍が南部のすべての港を封鎖したため、海外から船で輸送される物質の多くが南軍に届かなくなり、その年の末には、米国内の港から港への輸送もできなくなった。この封鎖により、南軍への食料や衣類の供給が滞ったのはもちろんのこと、クロロホルムのストックも届かなくなった。クロロホルムの生産工場の大半が北部の州にあったため、問題は深刻化した。食料やクロロホルムを求める人々は、北軍の補給物資を積んだ汽車を襲った。なかでも有名な襲撃者は、トマス・ジョナサン・ジャクソン将軍が率いる部隊だった。一八六二年五月、ウィンチェスターの戦いの間、「ストーンウォール（石の壁）」・ジャクソンらは、一万五千箱のクロロホルムやその他の医薬品の奪取に成功した。これは、多くの成功した襲撃の一つにすぎない。一年後、ジャクソンはみずからクロロホルムの効用を経験することになった。運悪く味方の銃弾を受けてしまった彼は、骨折した腕の治療を受けるためにクロロホルムを吸入し、「なんという無限の恵み…恵み…恵み」とつぶやきながら忘却の淵に沈んでいった。意識を取り戻した彼は、このときの経験を、「これまで経験したことのないほど喜ばしい肉体的感覚…私の耳が聴いたなかで、最も喜ばしい音楽」と描写した。しかし、彼はその後、この負傷が原因で死亡した[164]。

物資の供給だけでなく、外科的手技に不慣れな軍医の存在も、大きな悩みの種だった。志願軍医の多くは、大きな切断術を見たことがなく、銃創の治療をしたこともなかった。そうした軍医の一部が、できるだけ保存的に外傷を治療しようとしたのは、当然と言えば当然だった。けれども、一八六二〜六三年の冬に北軍を訪れたトロント大学ヴィクトリア・カレッジの外科教授ウィリアム・M・カニフは、回復の可能性がある治療法は外科手術だけという場合が多かったと証言している。負傷者の治療にあたった医学生のウィリアム・ウィリアムズ・キーンも、「切断術による死者よりも、切断術の拒否による死者のほうがはるかに多いと断言できる」として、カニフの見解を裏づけた[165]。しかし、手術に積極的になりすぎるのも危険であった。開戦当初、チザムは『陸軍手術マニュアル』で、「兵士の手足にとっては、若い軍医の情熱は、敵の砲弾と同じくらい危険である」と述べている。手術をするべきか否か？切断するべきか、それとも切除するべきか？戦争中の軍医たちの会合では、この問題が議論されることが多かった。時間がかからないのは切断術である。切除術は時間がかかるので、麻酔の危険性も高かった。どちらにするかは、兵士たちのその後の人生にはかり知れないほど大きな影響を及ぼす決断だった。クリミア戦争で活躍した軍医のレンチはこう述べている。

兵士にとって、ほとんど役に立たない腕が残るよりは、腕がないほうがよっぽどよい。腕を失えば一日一シリングの年金をもらえるのに対して、不自由でも腕が残っていると、退役できるだけで、年金はもらえないからだ。「疑わしい場合には手術せよ」という古くからの格言は、軍隊では二重に正しいのだ[166]。

一八六三年以降、連邦衛生委員会は、こうした問題を解決するための規則と基準を確立しようとするようになった。北軍と南軍の指導者は、手術をするべきか否かの決定を最も経験のある軍医に一任するシステムを導入した。麻酔については、ポトマック軍の軍医部長のジョナサン・レターマンが、病院内の一人の軍医助手に麻酔の使用に関する権限をもたせるべきだと助言している。ウィリアム・モートンも、南北戦争の戦場で麻酔を担当したことで知られている。彼は、一八六二年十二月のフレデリクスバーグの戦いと一八六四年五月のウィルダネスの戦いのあとで、負傷兵に麻酔を行った。

南北戦争の五十六万人の犠牲者のうち、三分の二は病気による死者であり、外傷によって死亡したのは三分の一だけだった。クリミア戦争の場合と同じく、不衛生な環境と、制限された食事（おもな食事は堅パンとブラックコーヒー）のため、多くの兵士が健康を損なっていった。ほとんどの兵士は慢性下痢に苦しめられていて、これが死因の筆頭に挙がっていた。ある医師は、戦時中に形のある便をしていた南軍兵士は一人もいなかった、と回想している。壊血病とペラグラ（ビタミンB欠乏により皮膚のかゆみ、精神障害、下痢を引き起こし、最悪の場合は死に至る疾患）がよくみられた。詐病を使って名誉除隊を試みる兵士が急増したのも意外ではなかった。

兵士たちの詐病は、この時代に始まったものではない。ナポレオン戦争の時代に英国陸軍病院副監督官をつとめたジョージ・ガスリーは、血液混じりの痰を吐くために針をたくさん刺したコルクを飲み込んでいた兵士について記録している。ナポレオン軍の兵士たちは、ポリープを装うために、雄鶏の睾丸やウサギの腎臓を鼻に詰めたと言われている。しかし最も一般的だったのは、跛行、麻痺、聾、盲、てんかんのふりをすることだった。軍医を欺くことができれば、大きな利益が期待できた。障害年金が支給された し、南北戦争の際には、徴兵時に支給される三百ドルの奨励金を返還する必要もなかったからだ。

麻酔は軍隊内の詐病に対する新しい武器となった。「詐病に欺かれるのは、軍医にとっては屈辱であり、国家にとっては損失である。しかし…本物の病気と詐病を区別することは、時として非常に困難である。…その困難をエーテルが解決した」。一八四七年五月に開かれた軍医の会合で、スノーは自信たっぷりにこう話し、エーテル麻酔下では障害や変形を装うのが困難になると説明した[167]。一八六〇年代には、北軍と南軍の軍医向けの外科マニュアルに、詐病の発見には麻酔を用いればよい、と書かれるようになっていた。フィラデルフィアでは、もともとはショック患者の治療のために設立された病院が、詐病を発見するための専門施設になっていた。神経学者サイラス・ウィアー・ミッチェルと医師ウィリアム・ウィリアムズ・キーンとジョージ・モアハウスは、詐病が疑われる兵士に軽く麻酔をかけて、多くの身体検査や心理検査を行った。「疑わしきは兵士の利益に」がスノーの考え方だったが、一八六〇年代には、こうした事例が大目にみられることはなくなっていた。疾患か詐病かはっきりしない場合には、厳格な診断基準を守って、疾患ではないと判定することを義務づけられたのだ。この命令について、チザムは、「病気の兵士をむりやり任務に就かせることは難しい」と記している。ウィリアム・キーンは、兵士が本当に疾患なら「絶対に病院に戻ってこられる」のだから、それでよいと考えていた[168]。外傷性（または外傷後）神経症が疾患として認められるようになったのは、一八八〇年代に入ってからのことだった。第一次世界大戦までに、詐病の発見には麻酔の代わりに電気ショック療法が用いられるようになった。「非常に強い電流」を流すこと、あるいは、力づくでそれをするとほのめかすだけで、「ほぼ間違いなく」詐病を発見することができると、医学の権威たちは主張した。

軍事医学の基礎には、兵士は皆、雄々しく、大胆で、不屈の精神をもっているという思い込みもあった。一八四〇年代の末には、軍医のなかで指導的な位置にあったジョン・B・ポーターらが、軍隊でのエーテルの使用に反対するために、兵士の勇気と克己心を援用している。海軍の軍医トマス・トロッターは、一八〇〇年代の初頭に、「婦人用の帽子を売っている優男の訴えと、筋骨たくましい農夫の訴え」を混同してはいけないと助言している[169]。南北戦争初期の一八六二年九月には、イウカ（ミシシッピー州）の戦いのあとに二五四人の負傷兵が手術を受けたが、麻酔を使用しなかったにもかかわらず、「うめき声はもちろん、痛みを思わせる音はなに一つ聞こえなかった」という誇らしげな報告にも、同様の思想が反映されている[170]。けれども一般的には、無用の肉体的苦痛に対する市民や医師の耐性は急速に衰えていった。チザムは、「苦痛に耐える義務を説く」軍医たちをたしなめた[171]。サイラス・ミッチェルは、末期の疾患ではない傷病兵の慢性痛を取り除くため、実験的な手術を行っていた。麻酔は外科に慈悲の概念をもたらし、戦争による流血や負傷兵の悲惨さを女性にも耐えられる程度にやわらげることで、看護と軍事医学の統合を強く後押しした。

のちに南北戦争中のマーチ家の四姉妹の生活を描いた小説『若草物語』で有名になるルイーザ・メイ・オールコットは、ヴァージニア州ジョージタウンのユニオンホテル病院で志願看護婦として働いていた。彼女は『病院スケッチ』で、「そのときは絶対に認めなくなかったが」、麻酔を用いることなく患者の傷を

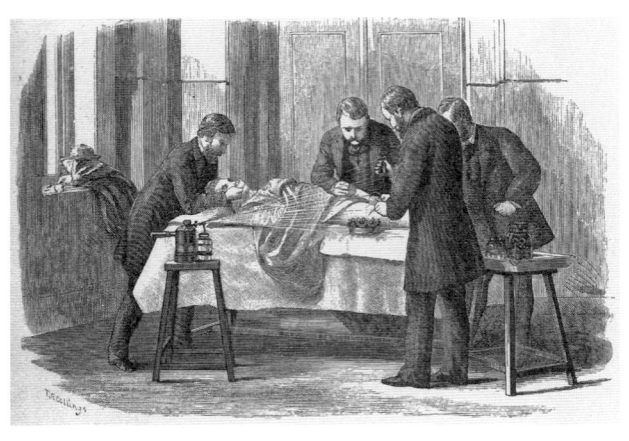

図 10　石炭酸スプレーの噴霧
リスターが導入した石炭酸スプレーは，手術後の感染症の危険を軽減できることを明らかにした。この消毒法は，手術器具と手術環境を消毒する無菌技術に取って代わられた。（The Wellcome Library, London）

調べるP医師の「熱心さ」に、自分が「『弱き器』であることを思い知らされた」と告白している。P医師はクリミア戦争に従軍していたときに、この研究に興味をもった。「兵士たちの傷が複雑であればあるほど、彼はそれを気に入った」。「銃弾や砲弾を打ち出す呪われた機械が作った赤と黒の裂け目の中で、骨の破片やむき出しになった筋肉をつつき回す」P医師の様子を見ていたオールコットは、「忌々しいメスやハサミを彼に突き立てて、兵士たちの痛みを身をもって感じさせてやりたい」と強く願ったという。彼女は、本人が希望しないかぎり、看護婦が切断術に立ち会う必要はないと言って、他の看護婦を安心させた。彼女はこう記している。「私たちの仕事が始まるのは、むしろ、そのあとなのだ。哀れな兵士は意識を取り戻し、吐き気やめまいに苦しめられ、支離滅裂なことを言い出す。あちこちに奇妙な痛みを感じ、不快な感覚や光景からなる混乱した幻覚に襲われる。私たちは彼らをなだめ、励まし、世話をし、見守らなければならない。忍耐を説き、実践するのだ」[172]。一八六〇年代以降、消毒法が普及して、看護婦の仕事に石炭酸（フェノール）の噴霧と患者や外科医の消毒が加わると、看護と外科とのかかわりはいちだんと深くなった。

クリミア戦争中、夜間に病院内を巡回するナイチンゲールは「ランプを持ったレディー」とたたえられたが、南北戦争にも「戦場の天使」として有名になった女性がいた。彼女の名前はクララ・バートン。クララは軍の移動野戦病院とともに戦地をまわり、病院に移送される傷病兵の看護にあたった。彼女は戦後、米国全土で行方不明になっている二万二千人の兵士の消息を確認するキャンペーンを繰り広げ、一八六九年にはスイスで国際赤十字の仕事に従事するようになった。クリミア戦争中に設立された国際赤十字は、一八七〇～七一年にかけての普仏戦争ではフランスとドイツの両方に物資を供給していた。それ以前の戦争と同じく、クロロホルムを含む医薬品の不足は著しかった。多くの外科医が志願して従軍し、スイスのバール（バーゼル）の国際援助協会には、ロシアの外科医ピロゴフをはじめとする多くのボランティアが集まった。赤十字の最初の活動の一つは、プロイセン軍に包囲されているストラスブールにクロロホルムを供給することだった。ウィリアム・マコーマックは一八七一年の『移動野戦病院軍医の手記と回想』で、この活動を、「包囲攻撃の恐怖を取り除いた、おそらく初めての事例であろう」と述べている。普仏戦争が終結すると、クララはドイツ皇帝から鉄十字勲章を授与され、米国に戻って米国赤十字社を設立した。

一八八〇～八一年にかけてのボーア戦争[*5]では、麻酔は軍隊の医療に欠かすことのできないものになっていた。後方基地病院にはクロロホルムとエーテルが供給され、騎兵将校のサドルバッグにはクロロホルムの瓶が入れられた。戦場での麻酔の使用に関する実際的な問題や、軍医の麻酔技術の低さの問題は、第一次世界大戦以降まで続くことになる。しかし、理論上の戦いは麻酔の側の勝利に終わり、麻酔は重傷の兵士や民間人にとっても恩恵と見なされるようになった。

＊5　南アフリカの支配をめぐって、英国と、ボーア人が建国したトランスヴァール共和国との間で戦われた戦争。

第6章　クロロホルムと犯罪

ヴィクトリア時代の薬物市場において、クロロホルムはジキル博士とハイド氏のような存在だった。その麻酔作用は、患者を忘却の繭にやさしく包み込み、手術の苦痛から守り、広く人道主義を実現しようとする近代文明の方向性にかなうものだった。けれども、この薬物がひとたび犯罪者の手中に落ちると、苦しむ人々にやすらぎをもたらすどころか、他人を操り、支配するための強力な道具になってしまった。クロロホルムを吸引した患者が手術中になんの前触れもなく死亡する場合があることはよく知られていたし、そのうえ、誘拐、殺人、強姦などの犯罪に使われたことが、クロロホルムの威力に関する神話や伝説を煽ることになった。想像力に富むヴィクトリア時代の人々の心にクロロホルムへの恐怖が芽生え、十九世紀を通じて深く根を下ろしたことは、なんら不思議ではない。われわれ現代人が麻酔過程に抱く不安でさえ、この暗黒面の遺産に原因があるのかもしれない。

一八四九年十月、『タイムズ』紙に「ＨＮ」と名乗る男性から、路上強盗が「きわめて深刻な攻撃方法を新たに発見した」とする投書が届いた。ＨＮ氏の高齢の親類が、ある晩、チェスター通りを歩いているときに背後から襲われて、「たちまち意識を失った」のだという。「悪くない夢」から覚めた彼は、三人の男がいたことをぼんやりと思い出した。財布、鍵束、双鏡の眼鏡、金縁の片眼鏡がなくなっていて、ポケットの中も荒らされていた。彼は警察に、この襲撃について話した。被害者の喉には「乱暴に掴まれた」ことによる痛みと腫れがあったが、それ以外は特に問題なく回復した[173]。別の報告も出てきた。一八五〇年一月、令名高い法務官のフレデリック・ジューエットが、マーガレット・ヒギンズとエリザベス・スミスという二人の女に襲われて、鍵の掛かった寝室で全裸で目覚めたのだ。スミスは近所に住む人に、「連れ合いのギャラガーが、ロンドン病院から盗んできたクロロホルムをもらった」、と言っていた。オールドベイリー中央刑事裁判所は、ヒギンズとスミスに十五年の禁固刑を言い渡した。それからわずか数週間後には、シャーロット・ウィルソンという女が十年の禁固刑を言い渡された。彼女は、テムズ川南岸のバロー通りをロンドン橋に向かって歩いていた男性に「クロロホルムのような有毒物質」を使って強盗をしたという。これらの記事を読んで、クロロホルムの作用に関するマスコミの憶測のいい加減さに激怒した医師がいた。ジョン・スノーである。

スノーは、クロロホルムに関する正しい科学的事実を世に知らしめるため、『ロンドン医学新聞』に手紙を書いた。彼の論点は明瞭だった。第一に、クロロホルムの刺激臭は非常に特徴的なので、気づかずに嗅がされていたなどということはあり得ない。第二に、クロロホルムは力づくで投与するか、本人の同意を得て投与するしかない。第三に、クロロホルムの効果はすぐには生じない。これらの事実から、スノーは、路上で何者かに襲われた場合には、息を止めて抵抗するべきだ、と示唆した。もがいていれば、人目をひくことができる。スノーは新聞記者を深く疑っていて、ハンカチは「おそらく…情報提供者の巧妙なでっちあげ」だろうと考えていた。彼は、後ろ暗いところのある人々が、「いかがわしい場所に出入りしていたことや、怪しげな人物と一緒にいたことについて」、これまでは「外食していた」と苦しい言い訳をしていたのを、ひらひらしたハンカチを使った作り話に替えただけのことだと信じて疑わなかった[174]。ジューエットが鍵の掛かった部屋で全裸で目覚めた経緯については、スノーが説明するわけにはいかなかった。しかし、この事例も、ウィルソンの話も、詳細に検討すると、クロロホルムの性質に符合しているとは言えなかった。

一八五〇年には、ウィリアム・ワーズワースが死去してアルフレッド・テニソンが新たな桂冠詩人になり、英仏海峡の海底に電信線が敷設され、スウェーデンの伝説的なソプラノ歌手ジェニー・リンドが初の米国ツアーを行った。クロロホルム強盗の記事は新聞の見出しを飾り続けた。十一月になると、『ケンダル・マーキュリー・アンド・ノーザン・アドバタイザー』誌に、ケンダルの禁酒ホテル*1に宿泊していた高齢の牧師が悪質な襲撃を受けたとする記事が掲載された。その晩、部屋に入った牧師は、用心のためドアを内側から椅子で押さえて就寝したが（部屋には鍵がなかった）、先に室内に入って隠れていた一人の男に襲われた。男はクロロホルムをしみ込ませたタオルで牧師を押さえ込もうとしたが、牧師は激しく抵

＊1　英国では十九世紀に禁酒運動がさかんになり、酒を出さないホテルが各地に建設された。

抗し、大声で叫んだ。幸い、騒ぎに気づいた宿の主人と泊まり客がすぐに駆けつけたため、犯行は未遂に終わった。のちに、この犯人はケンダルに来るのに牧師と同じ駅馬車に乗っていて、その間に、牧師が国内伝道基金として集めた十一枚のソブリン金貨を持っていることを知ったことが明らかになった。男には十八か月の懲役が科せられたが、『ロンドン医学新聞』の編集長は、刑が軽すぎると批判した。スノーも同じ意見だった。これは重大な犯罪だった。クロロホルムを投与した経験のない者が、暗闇の中で襲撃に使った場合、過剰投与で被害者を死に至らしめるおそれがあったからである。

クロロホルムの威力は、獰猛な野生動物さえおとなしくさせる効果によって、さらに印象づけられた。一八五〇年六月、エジプトの州知事からロンドン動物学会に贈られたチーターが、後足を檻の柵にはさんでしまい、足を抜こうとして暴れたところ、複雑骨折してしまった。人々は、棒の先にくくりつけたスポンジにクロロホルムをしみ込ませ、チーターの口と鼻に押しつけた。チーターは嫌がって唸り声を上げたが、そのうちにおとなしくなり、横たわって動かなくなった。そこで、王立獣医大学の教授であるシモンズが骨折した脚を切断した。チーターの回復はめざましく、すぐに三本脚で跳ね回るようになった。その一年後には、ロンドン動物園のハイイログマに獣医による治療を受けさせる必要が生じた。最初に首輪で固定してからクロロホルムを投与して押さえ込むと、熊たちは猫のように簡単に扱えるようになった。スノーはすかさず、クロロホルムが投与される前から熊たちは「完全に制御可能な状態にあった」と指摘したが、そんな細かい点を気にする人は、ほかにはいなかった。

スノーは、クロロホルムに関する科学的事実を市民が正しく理解すれば、その威力に対する不安は解消されるはずだ、と考えていた。けれども、政治家たちが頼ったのは、科学ではなく法律だった。一八五一年六月、キャンベル卿は、人の知覚を麻痺させるクロロホルムやその他の薬物を違法に使用した者を七年以上の懲役または流刑に処するという法案を提出した。スノーは、この法案の妥当性について異議を唱えた。暴力行為が犯罪であることはすでに確立しており、クロロホルムの不適切な使用もこれに含めることができるというのが彼の言い分だった。彼はキャンベル卿に、法案にクロロホルムの名称を用いることは「大衆に根拠のない不安を抱かせる」[175]と指摘した。

さまざまな方面から、スノーの見解に対する支持が寄せられた。チャールズ・ディケンズが編集長をつとめる週刊誌『ハウスホールド・ワーズ』誌は、スノーの見解を強く擁護し、一八五一年五月には、「本人の意思に反してクロロホルムを投与して人の知覚を麻痺させることは、ブランデーの水割りを使って同じことをするのと同程度に困難である」[176]と断言した。けれども政府は意見を変えず、法案は成立した。

犯罪者たちはこの新しい法律に動じなかったし、マスコミも、スノーが語る真実を受け入れなかった。その数か月後、マンチェスターで、「いかにもごろつき風」の二人組の男に何かを飲まされた建具屋が意識を失い、数時間後に正気に返ったときには金品を奪われていたという事件が起きると、『マンチェスター・クーリエ』誌は、飲み物にクロロホルムが入れられていたに違いないと決めつけた。その後もしばらくは、不審死が発生するたびに、警察や検死官は最初にクロロホルムを疑った。一八五〇年にロンドンのクラパム地区の家政婦が不審な死を遂げたときには、スノーが相談を受けて、死体に残されたクロロホルムを検出する手法を開発している。また、ロンドンのウォンズワース地区で不思議な状況で発見された

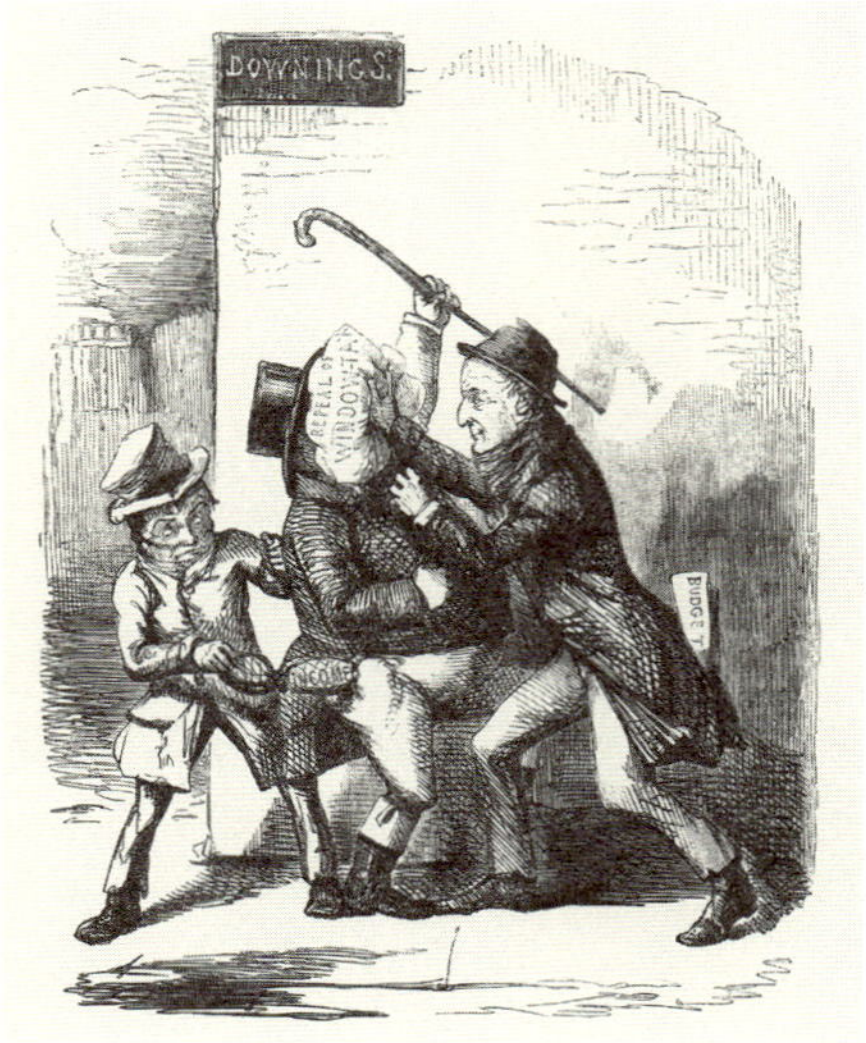

図 11　犯罪者の新しい道具
2 人の強盗がジョン・ブルに「窓税〔訳注：家屋の窓の数に応じて課せられる税〕の廃止」というクロロホルムをかがせて，そのポケットから「所得税」を盗もうとしている。(Punch, 1851 より)

女性の遺体を分析してほしいとして、その一部を送りつけられたこともあった。

クロロホルムが犯罪に使われることへの不安の背景に、一八四〇年代に多発した毒物を使った犯罪への恐怖があったことは明らかだ。一八四〇年代に『タイムズ』紙に掲載された毒物事件の裁判の件数は、一八三〇年代の掲載件数の二倍に跳ね上がっていた。最も警戒された毒物は「殺人者のお気に入り」として知られるヒ素であり、毒物を使った殺人事件の五十〜七十五パーセントで使われていた。一八五〇年の『ロンドン医学新聞』によれば、ヒ素は「誰にも気づかれることなく人を殺すのに特に適している」からである。一八四〇年代の末には、エセックス州の数人の女たちが連続殺人事件を起こして世間を不安に陥れ、ヒ素の販売が法律により制限されるようになっていた。議会がマンチェスターとストックポートでヒ素と青酸の販売を制限する地方法を制定したのも一八四〇年代のことだった。一八五一年には、英国のほかの地域でも、同様の制限が始まっていた。法律により、薬種商やその他の小売商は、成人に対してしかヒ素を販売できないことになり、購入者の氏名、住所、職業とともに、購入の日付、量、目的を記録しなければならなくなった。ヒ素は、すすやインジゴで着色して、その存在に気づきやすいようにすることが求められた。さらに、販売時には必ず証人が立ち会い、販売者と購入者と証人が名簿に署名することも義務づけられた。ヒ素法は医学界から広く支持された。それと同時に、国家は個人の自由にどこまで介入し、どこまで侵害することが許されるのかという新しい問題が出てきた。

哲学者のジョン・スチュアート・ミルは、このヒ素法の成立を受けて、『自由論』という随筆を書いた。犯罪を防止するために、法律は、個人の自由をどこまで制限することが許されるだろう？彼は、毒物の販売を例にとって、国家の責任と個人の自由の原則について分析した。難しいのは、毒物を使った犯罪を防止することと、家庭や工場や農業で犯罪以外の目的に使用するためにそうした物質を購入しようとする人々の自由を守ることとのバランスをとることであった。ヒ素は家庭での害獣退治に非常に効果的である（ただし、ネズミの死体が床下で腐ったときの臭いは非常に不快であると、『カッセルの家事の手引き』には書いてある）。羊の消毒や織物の染色からハエ取り紙などの便利な日用品まで、ヒ素はさまざまな場面で役に立つ。ヒ素法が定めるしくみは、よいところで妥協しているのかもしれない、というのがミルの結論だった。けれどもクロロホルムの場合には、法律によってその威力への不安を払拭することはできず、不安はその後も続いた。

人にクロロホルムを嗅がせると直ちに意識を失わせることができるという俗信は、十九世紀の都市伝説の一つになっていた。ある薬種商は『タイムズ』紙の取材に、「野良着姿の背の高い男」が自分の店に来て、めまいがするので「ちょっと嗅いだだけで意識がなくなるという液体が入った瓶」が欲しいと言ったことがある、と語った[177]。薬種商は世慣れた人物だったので、「ばかを言え」と反論して販売を断り、クロロホルムには即効性はなく、アンモニアをベースにした物質のほうが確実だと教えたという。誤解は続き、強盗も続いた。一八五七年には、エリザベス・サヴィッジという家政婦が、田舎道を歩いているときに追いはぎに襲われ、クロロホルムと思われる薬物を嗅がされるという事件が起きた。意識を取り戻したとき、彼女は裸で森にいた。彼女が通りすがりの女性に助けられたのは、それからかなり時間がたってからのことだった。なんの薬物が使われたにせよ、無慈悲な犯罪である。一八六五年には『ランセット』誌が、クロロホルムについて事実と異なる報道を続ける大衆誌のことを、「追いはぎがクロロホルムをしみ込ませたハンカチを鼻の下でひらひらさせるだけで、被害者の意識を簡単に失わせることができると信じ込んでいる」[178]として強く非難した。スノーの抗議と同じく、この非難もまた、クロロホルムの真実を社会に知らしめることはできなかった。ヴィクトリア時代にクロロホルムが人々の想像力に強く働きかけたのは、当時の文学の影響も大きかった。

『ハウスホールド・ワーズ』誌のディケンズの論説は、クロロホルムに関する科学的事実を広めようとするスノーに敬意を払うものだったが、ディケンズの小説では、クロロホルムの威力や、それを利用した強盗などの俗信が大いに活用されている。一八五九年に二冊組みとして出版された『二都物語』は、ロンドンとパリを舞台とする歴史小説で、トマス・カーライルの『フランス革命史』に大きな影響を受けている。

小説では、そっくりな容姿をもつフランス貴族のダーニーと英国人弁護士カートンの二人が、ルーシー・マネットという娘に恋をする。ルーシーはダーニーを選んで結婚するが、カートンはその後もルーシーを愛し続ける。のちにダーニーがギロチンにかけられることになると、カートンは、自分が身代りになって恋敵を救うという究極の犠牲を払うことを決意する。ここで使われる薬物の名前は明かされていないが、その特徴からして間違いなくクロロホルムだ。カートンはこの薬物を手に入れるために、「薄ぼんやりした、いじけたような小男の薬屋」がやっている、「妙にゆがんだ、薄暗い小さな店」に入り、カウンター越しに一枚の紙片を差し出す。それを読んだ薬屋は軽い口笛でも吹くような声を上げ、「いっしょにしないようにしてくださいよ。混ざるとどんなことになるか、わかってるだろう、ね」と言いながら、小さな包みをいくつか手渡す。翌日、カートンは牢にいるダーニーのもとを訪れ、彼をうまく言いくるめて着ているものを交換させ、最後の手紙を口述筆記させる。カートンはダーニーのすぐ横に立ち、右手を胸に入れて口述をしていたが、途中で手を抜き出してゆっくり降ろし、ダーニーの顔に近づける。「なんの煙です？」とダーニーは尋ねるが、カートンはそしらぬふりをして口述を続ける。数分もしないうちにダーニーの筆跡が乱れはじめ、「ただもうわけのわからぬ跡をぬたくっているだけ」になり、ついには「気を失って床の上に長くなっていた」。ダーニーを安全なところに運ばせたあと、カートンは平和に満ちた静かな顔で、ギロチンのもとに引き出される。なぜなら彼には、「今僕のしようとしている行動は、今まで僕のした何よりも、はるかに立派な行動であるはず」*2という確信があったからだ。

ほかの作家にとっても、クロロホルムは物語に欠かせない道具になった。アーサー・コナン・ドイルは、シャーロック・ホームズの物語のいくつかでクロロホルムを使っている。『三破風館《さんはふかん》』では、メーバリー夫人という老婦人が、侵入してきた男にクロロホルムを嗅がされている。そのときの状況をホームズとワトソンに説明する彼女の言葉は、クロロホルム強盗の記事とよく似ている。夫人は、青い顔をして元気のない様子でこう語るのだ。「クロロホルムに浸した布で口もとを押さえられましたのだけは覚えておりますけれど、それきりどのくらい長く気を失なっていましたものですか、少しもわかりません。気がついてみますと、一人の男がベッドのそばに見張っていまして、もう一人が息子の荷物の中から何やら取りだして立ちあがるところでございました」*[3]。

この時代の人々は、喘息、頭痛、歯痛、不眠をはじめとするさまざまな苦痛をやわらげるため、医師による処方なしで、ハンカチに数滴たらしたクロロホルムを嗅ぐようになっていた。クロロホルムは水に溶けにくいが、油や脂肪や炭酸水に混ぜることで広く用いられるようになり、局所の不快感や痛みを軽減するために直腸や膣に注入するなどの利用法が生まれた。医師たちはそういう使い方をしないように助言していたかもしれないが、人々は自由にクロロホルムを入手することができた。一八五五年には、英国領インド軍の医師J・コリス・ブラウンが、クロロホルム、大麻、アヘン、ハッカを混ぜた「クロロダイン」を作った。クロロダインは、十九世紀の特許薬のなかで飛び抜けて普及したものの一つとなった。その広告には、「鎮痛、鎮静、損なわれた機能の回復…老いも若きも昼夜を問わず服用できます」と謳われていた。ヴィクトリア時代には多くの人々がクロロダインを購入し、その改良版はつい最近まで販売されていた。しかし、クロロダインには依存性があり、クロロホルムの自己使用による死亡と同じく、過量摂取による死亡がよく起こった。

一八五〇年六月のある晩、レイ家の人々は、滞在客のスミス青年のうめき声を耳にしたように思った。翌朝、スミスがベッドで死んでいるのが見つかった。その口と鼻にはハンカチが押し当てられていた。スミスは、顔の痛みをやわらげるためにクロロホルムを吸入していたのだ。彼はそれが危険であることは知っていて、しばしば下男のウィリアム・ガートに、そばにいて、自分が意識を失ったら起こすようにと指示していた。検死陪審で、検死官はスミスの親戚に深い同情を示した。その検死官も、甥のウォルター・バジャーを抜歯の際のクロロホルム麻酔で亡くしていたからである。クロロホルムに関する専門知識をもつ人々も、その危険から逃れることはできなかった。薬種商のジョン・ロバーツが、絹のハンカチを手にベッドで死亡しているのが見つかったのだ。遺体の傍らには、空になったクロロホルムの瓶があった。彼もまた、顔の痛みをやわらげるためにクロロホルムを使っていた。

医師の承認を得て行うクロロホルムの自己使用であっても、その手順は危険に満ちていた。一八七五年十二月、ロバート・エリスという医師が、『タイムズ』紙に、「社会の誉れとなる、最も幸福な人々の一

＊2　ディケンズ『二都物語』・中野好夫訳、新潮文庫より
＊3　コナン・ドイル『シャーロック・ホームズの事件簿』・延原謙訳、新潮文庫より

人」であるチルダーズ夫人の死について報告する投書を送った。夫人の主治医だった彼には、『苦痛からの安全な解放』という著書があり、おそらく、クロロホルムの危険と便益をめぐる議論に貢献したいと願っていたのと同じくらい、自分の名声に傷がつくことを恐れていた。チルダーズ夫人は、鎮痛と睡眠のため、非常に少量のクロロホルムを計量して使用していた。エリスは夫人に、安全のため十〜二十ミニム*4のクロロホルムを小瓶に取って使うように指示していた。夫人が死亡しているのが発見されたとき、遺体の傍らには小瓶があり、手にはクロロホルムの大瓶が握られていて、ガラス製の栓は床に落ちていた。エリスはこの栓を大瓶に戻したが、温かい手で数分間瓶を握っていると、瓶に残っていたクロロホルムが膨張して栓を押し上げた。これは、起こるべくして起こった事故だった。エリスは、チルダーズ夫人がクロロホルムの大瓶を手に持ったまま、小瓶から吸入していたのだろうと推測した。彼女がリラックスして眠気を催してくると、その手の温かさのため、クロロホルムの大瓶内の圧力が高まり、ついに栓が跳ね飛んだ。「その致命的な瞬間から、彼女の死は確実なものとなった。枕、シーツ、寝間着にクロロホルムがしみ込み、呼吸のたびに麻酔が深くなり、彼女はとうとう眠るように安らかに死に至った」[179]。このような事故はどうすれば防げるのだろうか? エリスは問い掛けた。クロロホルムにより全身麻酔状態に陥る危険を小さくするため、自分はふだんからこれをエーテルと混ぜて使っていた。けれども女性たちは、呼気から刺激臭がするのでは社交上の訪問ができないと言って、エーテルを使うことを嫌がるのだ、と。

麻酔薬は、いずれも依存を形成しやすい。ハンフリー・デーヴィーは亜酸化窒素(笑気ガス)の依存性に早い段階から気づいていたし、エーテルにも常用者がいた。クロロホルム依存による最も早い時期の死者には、アーサー・ウォーカーという十七歳の少年もいた。アーサーは、スコットランドのアバディーンで薬種商の助手をしていた。彼はクロロホルムがもたらす高揚と興奮に夢中になり、ハンカチを使って常習的に吸入していた。彼の父親は同じ薬種商の主任で、息子がクロロホルムを手にすることを禁じていた。けれどもある日、アーサーに彼より若い助手と二人きりで店番をする機会が訪れた。彼はクロロホルムの誘惑に屈し、午前中いっぱい、ひどく興奮した様子で、店内をふらふらと歩きまわっていた。それから店のカウンターにタオルを広げ、クロロホルムを注ぐと、顔を埋めて動かなくなった。若い助手は心配になったが、怖くて近づくことができなかった。アーサーは、クロロホルムを吸入すると乱暴になることがあったからだ。若い助手が勇気をふるってアーサーに近づいたときには、すでに彼は事切れていた。医師が呼ばれ、蘇生が試みられた。彼らはアーサーの気管に穴を開け、一時間以上にわたって肺に空気を送り込んだが、クロロホルムはアーサーを忘却の彼方に連れ去ってしまっていた。

薬物常用と薬物依存は、ヴィクトリア時代の社会に泥を塗るものだった。アーサー・ウォーカーの死に関する報道では、その死因は薬物中毒ではなく窒息であると強調された。家族や友人は、犠牲者が薬物常用者のレッテルを貼られないようにしようと必死だった。犠牲者が尊敬すべきブルジョワ階級の淑女である場合は、特にそうだった。イングランド北東部のホイットビーという町に住むルーシー・エルウェイズ

＊4　〇・六〜一・二ミリリットル

は、まさにそのような女性だった。ルーシーは出産を控えたある日、死亡しているのが発見された。発見者は、陣痛が始まった場合に備えて待機していた医師だった。家族と使用人は真相を隠そうとしたが、やがて、ルーシーが夜間の歯痛をやわらげるためにしばしばクロロホルムを使っていたことが明らかになった。「強い耽溺性のある催眠薬」の次なる犠牲者は、スコットランドのダンディーの近くのアンストラザーという町に住む牧師アレクサンダー・グレゴリーの妻だった。彼女はある朝、ハンカチを口に当てて死んでいるのを発見された。ルーシーと同じく、気分がすぐれなかったグレゴリー夫人は、クロロホルムを吸入して眠りにつこうとしたのである。ときに、常用が自慢の種になることもあった。一八八八年に四十二歳の助産師の検死陪審が開かれたが、犠牲者の親族は、彼女は毎日一パイント[*5]のクロロホルムを吸入していて、クロロホルム摂取の世界チャンピオンであると豪語した。

一八〇〇年代で最も悪名高い殺人事件の裁判となった「ピムリコー・ミステリー」裁判でも、クロロホルムが事件の鍵として登場した。この事件は大衆に、クロロホルムは危険で強力な化学物質であるという強い印象を与えた。『ペニー・イラストレイティッド・ペーパー』紙は、一八八六年四月十二日に、「短い黒髪をぼさぼさに乱し」、「野暮ったく、青白い顔をして」、苦痛か悲嘆のあまりぼうっとなったアデレード・バートレットが、ロンドンのオールドベイリー中央刑事裁判所のウィルズ判事の前に立つ様子を伝えている。彼女はその年の一月一日の朝に夫のエドウィン・バートレットを殺害したかどで起訴されていた。共犯として、アデレードの愛人で、夫妻と奇妙な同居生活を送っていた二十八歳のメソジスト派の牧師であるジョージ・ダイソンも起訴された（しかし、訴訟が始まると、ダイソンに関する訴えは取り下げられた)。この裁判はロンドン中を沸かせた。法廷は傍聴人でいっぱいになり、淑女たちが特等席を取った。バートレット夫妻によるヴィクトリア朝メロドラマの異常な展開を直接見ることができなかった人々は、この裁判の模様を連載する『ペルメル・ガゼット』紙をむさぼり読んだ。この新聞のある日の記事には、「女性たちはなぜ、同じ女性が辛い状況にあるのを見物するために刑事裁判に押し寄せるのか?」と書かれている。

バートレット夫妻は一八七四年に出会った。アデレードは当時十六歳前後だったが、その素性ははっきりせず、父親が誰なのか、確認することはできなかった。エドウィンは食料雑貨商で、需要と供給の法則とこまごました商売を愛していた。結婚当初、夫妻はエドウィンの父親や兄弟と同居していたが、エドウィンの父親がアデレードとの結婚に反対していたことや、アデレードがエドウィンの弟のフレッドと出奔しようとしたことなどもあり、その生活は緊張したものになった。彼女は数年後に妊娠し、クロロホルムで陣痛を軽くしたりせず自然に分娩したほうがよいというメアリー・ゴーヴ・ニコルズの助言に従ったが、死産に終わった。一八八四年までに、バートレット夫妻は、ウィンブルドンの近くのマートン・アビーという村のコテージに引っ越してきた。エドウィンはここで、趣味のセントバーナード犬の繁殖に打ち込んだ。そこにジョージ・ダイソンが加わって、三人の不可思議な同居生活が始まった。

＊5　〇・五七リットル

ダイソンは、地元のメソジスト教会に赴任してきたことで、バートレット夫妻と親しくなった。彼はアデレードを教え導き、ともに散歩し、昼食をとった。のちに彼女は、「夫が私たちを近づけたのです。彼は私たちにキスをさせ、それを見るのを愉しんでいるようでした」と語っている。一八八五年にダイソンがロンドン南西部郊外のパトニーに異動になった頃には、相互の依存関係は明確になっていた。バートレット夫妻は同じくロンドン南西部のピムリコーに引っ越して、クラヴァドン通り八十五番地の出生・死亡・婚姻登録登記所の職員であるフレデリック・ドジェット夫妻の家の二階に部屋を借りた。エドウィンは食品雑貨商の仕事を続けて、南ロンドンに六つのチェーン店を持ち、そこで扱う約三百品目の紅茶、チーズ、バターなどのサンプルを毎日味見していた。年収は約三百ポンドで、養うべき子どももいなかったので、ブルジョワとして豊かな生活を送ることができた。彼は非常に健康で、健康診断を受けて、ブリティッシュ・エクイタブル保険会社の四百ポンドの生命保険に入ることができたほどだった。

しかし、ピムリコーに引っ越してきてから数か月もしないうちに、エドウィンは激しい嘔吐と下痢と胃の痙攣に襲われた。地元の医師であるアルフレッド・リーチが家に呼ばれ、診察を行った。リーチは、エドウィンの歯肉に、典型的な水銀中毒の特徴である「青みがかった赤黒い縁取り」があるのに気づいた。当時、水銀は性病の治療によく使われていたので、リーチはエドウィンが梅毒を患っているのだろうと思った。しかしエドウィンはこれを否定し、生殖器周辺の診察からも梅毒の可能性は否定された。リーチは、考えられる原因を列挙した。エドウィンは自殺の実験をしていたのだろうか？誰かに毒を盛られたのだろうか？薬として飲んでいた水銀に、たまたま一度だけ強く反応したのだろうか？エドウィンの説明によると、食料雑貨店の引き出しに青い色をした古い錠剤のサンプルが入っていたので、それを飲んだのだと言う。リーチはこの錠剤に水銀が含まれていたのだろうと推測した。エドウィンが歯痛を止めるために手近にあった錠剤を飲んだという説明は、もっともらしく思われた。

エドウィンは、身体は頑健だったが、歯はどうしようもない状態だった。彼は、他人に歯や歯肉に触れられるのが我慢できないばかりか、自分でも触れたがらず、歯ブラシを使うのも嫌がった。一八七〇年代には、エドウィンの歯のほとんどが歯肉の高さまで切られ、義歯に代えられていた。よく知られているように、歯根が残った状態で義歯を完全に合わせるのは非常に困難だった。義歯作りに伴う苦痛は、一八四〇年代のアメリカでホラス・ウェルズやウィリアム・モートンのような歯科医を悩ませた問題の一つであり、そこから亜酸化窒素やエーテルを用いた麻酔の実験が行われるようになったのである。エドウィンの義歯は彼の口の中をひどく痛めたので、彼は義歯をもう一組作ったが、あまりにも痛みがひどいので両方とも捨ててしまった。彼は、歯を清潔に保つこともやめてしまった。一八八五年にリーチがエドウィンに初めて会ったときに真っ先に気づいたのは、強烈な口臭とひどい虫歯だった。エドウィンは歯根を抜いてもらうのに麻酔を利用していなかった。彼はリーチに、「笑気ガス」が効かなかったのだと打ち明けた。実際、彼は何度か歯科で亜酸化窒素を吸入したことがあったが、いずれも効かなかった。エドウィンのかかりつけの医師や歯科医は、彼には「麻酔がきかない」とリーチに話した。けれどもリーチは催眠術を使ってエドウィンの虫歯を数本抜き、それで呪いが解けたように見えた。エドウィンが死亡する前日の一八八五年十二月三十一日、彼は亜酸化窒素麻酔下で犬歯を一本抜いてもらった。このとき、彼は大量のガスを吸入しなければならなかったが、普通の人よりも早く回復した。

エドウィンはこれでよくなるとリーチは思った。抜歯の成功に安堵したエドウィンは、帰宅してたっぷり夕食をとり、「うまいハドック*6が出ると思えば早起きできる」と言って、翌朝のために特別な朝食までリクエストした。夕方、家主の妻のキャロライン・ドジェットがバートレット夫妻の部屋を訪れると、アデレードからだしぬけにクロロホルムを使ったことはあるかと聞かれた。数年前に手術でクロロホルムを吸入したことがあったキャロラインは「ええ」と答えた。アデレードはこのときクロロホルムを所持していたが、キャロラインには打ち明けていなかった。彼女はダイソンに、エドウィンの苦痛をやわらげるためにクロロホルムが必要だと言って、買ってきてもらっていたのだ。彼女が依頼した量は非常に多かったので、ダイソンはパトニーとウィンブルドンで三軒の薬種商に行き、汚れを落とすのに使うという口実でこれを買い集めた。その後に起きたことについては、今もなお明らかになっていない。

エドウィンは、体調を崩してからずっと、足を抱えてもらっていないと眠れないと訴えていたため、アデレードは夜どおしベッドに腰かけて夫の足を抱えていた。おそらくダイソンに負けず劣らず彼女にのぼせ上がっていたリーチは、「彼女以上に優しく、愛情深く、辛抱強く、献身的な看護人は望めなかったでしょう」[180]と回想している。けれども、一八八六年一月一日の明け方、エドウィンはクロロホルムを飲んだ。アデレードは、目覚めるとエドウィンが死んでいたので、もしかすると息を吹き返すのではないかと思ってブランデーを飲ませてみる一方で、リーチを迎えにやり、ドジェット夫妻を起こした、と言う。おそらくアデレードにとって不運だったのは、家主が不審死に関する法律に精通していたことだった。フレデリック・ドジェットは、部屋に入った途端、マントルピースの上に置かれたブランデーグラスから刺激臭がすることに気づいた。彼は、剖検が済むまでエドウィンの死亡を登録することを拒否した。エドウィンの父親にも使いが出された。結婚後もアデレードを嫌っていた彼は、彼女が息子を殺したと言って非難した。剖検の結果、エドウィンの死因はクロロホルム中毒であることがわかった。彼の胃の内容物からクロロホルムが検出されたのだ。内務省の分析官であるトマス・スティーヴンソンは、その報告書に次のように記している。

クロロホルムの摂取量は正確にはわからない。…胃の内部の様子と、胃の内容物から見つかったクロロホルムの量と、それが腸内でも液体の状態で存在していたことを考え合わせると、私は、致死量のクロロホルムが、液体の状態で、口から投与されたものと考える[181]。

スティーヴンソンは、クロロホルムがどのような方法で投与されたのかについては説明することができなかった。アデレードの反応は普通ではなかった。彼女はリーチに、自分たちの結婚生活について、胸が悪くなるような詳細を打ち明けていた。それによると、彼女とエドウィンとの間には性的関係はなくなっ

＊6　北大西洋のタラ科の食用魚。

ていて、エドウィンは当初、彼女とダイソンとの関係を奨励し、自分が死んだら彼女を妻にするようにとダイソンに言っていたという。けれどもその後、エドウィンは再び彼女と性的関係をもとうとするようになったという。彼女はダイソンを愛していたので、夫の求めに我慢ならなかった（エドウィンの虫歯もその妨げになったと思われる）。彼女は迫ってくるエドウィンの顔の前でクロロホルムをしみ込ませたハンカチを振り、眠らせようと計画したが、これを後悔してエドウィンに打ち明け、クロロホルムの瓶を渡したという。彼女は、ドジェットが部屋に入ってきたときにクロロホルムの瓶はマントルピースの上にあったと主張したが、それは見つからず、誤って捨てられてしまったものと推測された。

公判が始まったが、アデレードは自分を弁護するために証言することを許されなかった（刑事証言法が被告人に証言を行う権利を与えたのは一八九八年になってからのことだった）。彼女の弁護を行ったのは、のちにクィーンズベリー裁判でオスカー・ワイルドの弁護をして有名になる法廷弁護士のエドワード・クラークだった。クラークは陪審員に、アデレードが献身的な妻であり、看護婦であり、女性の鑑ともいえる人物であると雄弁に語った。しかし、公判が進むにつれて、アデレードとエドウィンとの奇妙な性的関係が詳細に暴露されていった。

ウィルズ判事は、彼らの自宅から避妊に関する書籍が見つかったことは道徳的に危険であると指摘し、これを読んだことが夫妻の「性的な結びつきを失わせることにつながった」と付け加えた。アデレードは、「私が…男性のお友達から親切にされ、崇拝されるほど、彼［エドウィン］は喜ぶようでした。彼らが私に示す好意が、彼に喜びを与えていたのです」と言った。クラークは、彼らの関係を性的に異様なものにしたのはエドウィンであるとほのめかした。エドウィンの父親も、息子が「連れ歩くための妻と家事をさせるための妻」をもつのを理想としていたことを認めた[182]。法務長官サー・チャールズ・ラッセルが率いる検察側は、エドウィンが眠っている間にアデレードがクロロホルムを使って無感覚状態にし、その喉にクロロホルムを流し込んだと主張した。これに対してクラークは、眠っている大人にクロロホルムを飲ませるのがどんなに難しく、ましてや、嚥下反射が残る程度の麻酔の深さを正確に判断することなどできないことを示す確固たる証拠を提出した。スティーヴンソンが提出した証拠によると、エドウィンの口や食道にはクロロホルムによるやけどやその他の痕跡がなく、そのことは、彼が身体を起こした姿勢で、ものを飲み込むことのできる状態でクロロホルムを摂取したことを意味していた。

多くの仮説が提案された。クラークは、精神的に参っていたエドウィンが自殺をはかったと信じていた。彼は、これまでにクロロホルムが殺人の道具として使われたことはないと強調した。『ランセット』誌は、クロロホルムを投与した方法が立証できないからといって、アデレードを殺人罪に問うことができないと考える理由にはならないと指摘し、友人のジョン・クックをストリキニーネで殺害したとして一八五六年に有罪となり絞首刑に処せられた医師のウィリアム・パーマーの判例を引用した（この事件では、クックの体内からストリキニーネは検出されなかった）。アデレードに魅了されていたリーチは、エドウィンはアデレードの告白を聞いて、あてつけのために自らクロロホルムを飲んだが、その量が多すぎたのだろうと証言した。アデレードは献身的な妻、「家庭の天使」だったのか、それとも毒薬使いの殺人者だったのか？陪審員長はアデレードを深く疑っていたが、証拠がないので有罪にすることができなかった。

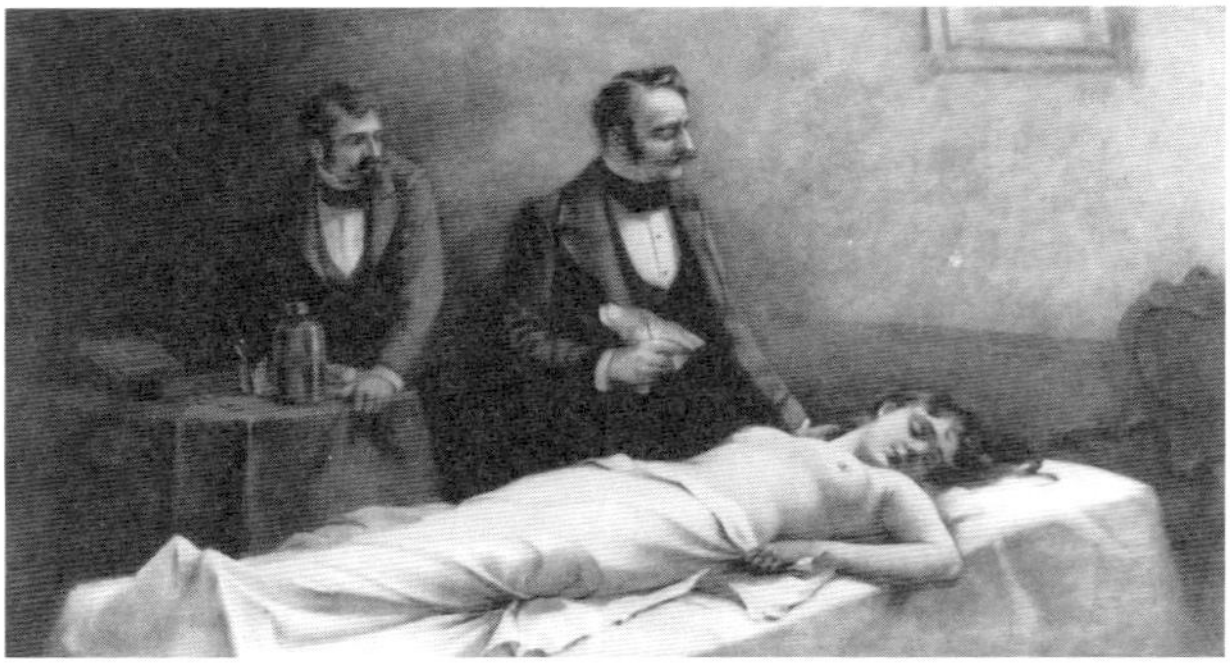

図 12　麻酔下にある女性患者が直面する危険を強調した絵画（1896年）
この医師たちは，おそらく医学的関心以上の感情をもって裸の女性患者の体を探っている。（英国議会図書館の厚意による）

公判後、陪審員長は新聞に投書して、陪審員の多くがエドウィンが故意または過失により自殺したと信じるに至った経緯を明らかにした。大衆は無罪判決を支持した。法廷内外の傍聴者から喝采があがると、ウィルズ判事は激怒して、「法廷を侮辱する行いだ。正義の法廷を劇場に変えてはならない」と怒鳴った[183]。医師たちはまだ不思議がっていた。聖バーソロミュー病院の外科医サー・ジェームズ・パジェットは、「すべては終わったのだから、彼女はどのようにしてそれをやってのけたのかを告白し、人々の科学的興味を満足させるべきである」と言ったが、彼女は何も語らなかった。この事件は映画製作者や作家の創作意欲をかき立て、アデレードはその多くで毒婦として描かれたが、クロロホルムが実際にどのようにしてエドウィンの胃の中に入ったのか、一八八六年から今日まで、真相は明らかになっていない。

クロロホルムは各種の犯罪行為を可能にした。不道徳な医師がこれを手にしたときには武器にもなった。クロロロホルムが抜歯や外科手術に用いられるようになった当初から、患者が意識を失うことの危険性、特に、女性患者が痛みだけでなく、医療提供者による逸脱行為も感じない状態にされることの危険性を心配する声が上がっていた。

一八四七年十一月、『タイムズ』紙が「新しい犯罪」に関する記事を掲載した。それによると、フランス人の歯科医レインが、ヤサントとアンリエットという二人の若い女性にエーテル麻酔を用いて暴行をはたらき、有罪になったという。ヤサントは、レインがしていることに気づいていたが、「まったく抵抗できなかった」という。レインの弁護士は、エーテルが患者の想像力に作用して、彼女たちの「幻覚を事実と思い込ませた」と主張した。しかし、興奮と着衣の乱れが証拠となり、陪審員はレインに有罪を宣告した。彼は六年間の強制労働を科され、被害者に損害賠償金を支払うように言い渡された。レインは法廷から連れて行かれるときに、「あなたたちは無実の男に有罪を言い渡した！ヤサント嬢は金のために私を訴えたのだ！」と非難した[184]。それから数十年間、同じような抗議の叫びが繰り返されることになる。特に、吸入させるのが容易なクロロホルムに関する裁判は多かった。

クロロホルムの悪用があったことはおそらく明白だが、決定的な証拠がないため、犯人が逃げおおせてしまう場合もあった。一八七〇年、二十四歳のルーシー・アシュビーは、その貞操を証明するため、父親によってデットフォードの外科医リチャード・フリーマンのもとに連れてこられた。彼女は母親から、イースターの翌日の祭りのときに若い男と肉体関係をもったと疑われていたからだ。フリーマンはルーシーの父親に、診察の間、外に出ているように言った。ルーシーの言うところによると、フリーマンは瓶の臭いを嗅ぐようにと言い、その瓶を振ったという。中に入っていた液体が跳ね、彼女は皮膚に焼けるような痛みを感じ、それから意識を失った。彼女が目をあけると、フリーマンが手に何かの器具を持っていたという。父親が部屋に入ってくると、フリーマンはルーシーは処女だと証言した。しかし、ルーシーは暴行されたと訴えた。そこで、父親は彼女をデヴィッド・ホープという医師のもとに連れていった。ホープは暴行の証拠を認め、ルーシーの言う「リンゴの臭い」のする液体はおそらくクロロホルムだろうと言った。フリーマンは裁判にかけられたが無罪となった。けれども判事は、今後は立ち会い人のいないところで診察をしないように、と彼に警告した。フリーマンが司法の網をすり抜けたのは今回が初めてではなかった。歯科医をしていた三年前にも、クロロホルムが効いている若い女性を暴行したとして訴えられていたのである。提出された証拠は若い女性に有利なものではなく、フリーマンは無罪とされた。そして数年後に同じような犯罪を犯したのだ。

フリーマンが手に持っていたという器具は、婦人科で使われる膣鏡であった可能性が高い。膣鏡は、一八四〇年代に使われはじめた当初から、不道徳な風潮を助長するとして批判されていた。フランスでは、医師のジョゼフ・レカミエにより導入され、パリの警察官はこれを使って売春婦の性病の検査を行っていた。英国では、泌尿生殖器疾患と売春に関する研究で有名なウィリアム・アクトンやサマリヤ婦人慈善病院を設立したウィリアム・ジョーンズらが、「膣からの分泌物を症状とする疾患は多く、膣鏡は正確な診断を可能にする」と主張していた。しかし、聖ジョージ病院の産科学教授のロバート・リーは、膣鏡の使用は「たしなみと道徳性の点から正当化することはできない」として、あくまでも最後の診断手段にするべきだと主張した。ここでもまた、女性の性と道徳の複雑な関係をめぐる論争が起きた。「そのような治療を受けた女性は、その繊細さと純潔さの点で、以前と同じ女性ではなくなる」とマーシャル・ホールは説明した。腟鏡は「処女の慎しみの刃」をなまくらにし、「英国の娘たちの純粋な心」を汚すとされた。エーテルの場合と同じく、医師たちは腟鏡が女性の性衝動を解放し、制御不能にすることを怖れた。ロバート・ブルーデネル・カーターは、一八五三年のヒステリーの研究において、次のように警告している。

私は、ブルジョワ階級の若い未婚の女性が、腟鏡の頻回の使用のせいで、売春婦のような精神状態と道徳性に堕するのを一度ならず見てきた。彼女たちは自涜により同じ快感を得ようとし、医者にかかるたびに生殖器を診察してほしいとねだるのだ[185]。

結局、腟鏡が引き起こした道徳的な問題は麻酔によって解決された。麻酔が作り出す無意識が女性の感受性を保護して、その危機から救ったのだ。ロンドンのチェルシー婦人病院では、一八八〇年代までに、腟鏡検査を受ける患者には前もってクロロホルムを投与するようになっていた。

クロロホルムを使った最も奇妙な婦女暴行事件の一つに、一八六四年のトラヴァーズ対ワイルドの裁判がある。オスカー・ワイルドの父サー・ウィリアム・ワイルドは、耳科と眼科を専門とする医師だった。彼は一八四四年にダブリンに聖マーク病院を設立し、教科書を執筆し、アイルランドの聾、盲、耳病と眼病に関する最初の統計をとり、アイルランド女王の眼科医でもあった。彼はかわいい少女を愛し、一八五一年に女流詩人のジェーン・エルジーと結婚する前に三人の非嫡出子をもうけていた。ワイルド夫妻は印象的なカップルで（夫の背丈は普通だったが、妻は一八〇センチメートル近かった）、役者、音楽家、政治家、大学教授など、多方面の人々を集めた活気あるパーティを開くことで知られていた。ワイルドは臨床にクロロホルムを使っていた。彼はクロロホルムの発見者であるシンプソンと文通していて、ハンセン病や産褥熱など、幅広い問題について意見交換を行っていた。

一八五四年、ワイルドのもとに十八歳のメアリー・トラヴァーズという新しい患者がやってきた。彼女は「姿が美しく、声もすずやかで、知的な顔だちの女性」だった。メアリーによると、一八六二年十月、ワイルドは診察室で彼女にクロロホルムをかがせて暴行した。彼女は一八六四年まで何も言わなかったが、おそらくワイルド夫妻がその頃浴びていた賞賛に嫉妬したのだろう（ウィリアムは一八六四年一月にナイト爵を授かり、ジェーンは一八六三年にM・シュワブの『最初の誘惑』を翻訳して高い評価を得た）、出版社に脅迫状めいた手紙を書き、ジェーンと同じスペランザというペンネームを使って、キルプ博士とその妻に関する小冊子を出版した。スペランザというペンネームはもともとジェーンが使っていたものであったし、小冊子の内容から、キルプ夫妻がワイルド夫妻のことをさしているのは明らかだった。小冊子にはキルプ博士が「クロロホルムを用いて」若い女性の貞操を奪おうとして失敗した経緯が記されていた。メアリーは小冊子をワイルド家の使用人に配った。

ジェーン・ワイルドは、この「事実無根」の批判に対して、メアリーの父親に直接苦情を言った。彼はダブリンのトリニティー・カレッジの医学法理学者だった。トラヴァーズ教授は、娘がこのような行動に出る理由はまったく思い当たらないと返事をした。放っておけば事態は自然に鎮静化するように思われたが、メアリーは信じられないような行動に出た。ジェーンが父親に送った手紙を見つけ、彼女を文書誹毀《ぶんしょひき》*7のかどで告訴したのだ。裁判では、クロロホルムは焦点にならなかった。メアリーは法廷で、自分がクロロホルムを使われたと訴えたのは、単に、この物質が「危険」な評判を有していたからにすぎないと認めた。また、反対尋問では、暴行を受けたあともワイルドの家で治療を受けていたとも認めた。それだけではない。彼女はワイルドからプレゼントをもらったり、金を借りたりしていた。この金はオーストラリアへの旅費ということだったが、彼女は国外には出ていなかった。

裁判は一八六四年十二月に、五日間にわたって行われた。陪審員は文書誹毀の訴えを認めたが、ジェーンがメアリーに支払うべき損害賠償金はわずか一ファーシング（四分の一ペニー）とされた。これは、陪審員がメアリーの潔白に疑問をもっていたことを意味していた。ワイルドは、ジェーンのために二千ポンドの訴訟費用を支払わなければならなかった。公判中、証拠としてワイルドからメアリーへの手紙が数通提出され、彼に問題がないわけではないことが明らかになったが、彼の名声は傷つかなかった。ジェーンからスウェーデンの友人ロザリー・オリヴェクローナへの手紙には、「ダブリン中の人々が私たちのとこ

＊7　文書や図画による名誉毀損。

ろに来て、同情を示してくれました。また、当地とロンドンのすべての医療関係者が私たちに手紙をくれて、このばかげた告訴にあきれ返ったと言ってくれました」[186]と書かれている。『ランセット』誌の論説にも、彼女と同じような楽観論が見える。「サー・ウィリアム・ワイルドが、同情してくれる人間に事欠くことはないだろう。科学研究に身を捧げ、率直で、寛大な人物には、自然に同情が集まるものだ」[187]。それでも、この事件は学生たちの戯れ歌としていつまでも記憶されることになった。

高名な眼科医が某スクエアに住んでいる
卓越した技術と希有な才能の持ち主
知りたいなら、教えてあげよう
彼がどうやってトラヴァーズ嬢の目を開いたかを[188]

この一件は、ワイルド夫妻の息子オスカーが約三十年後に巻き込まれる裁判の予兆でもあった。

麻酔薬の催淫性は、一八四六年から警戒されていた。当時は、麻酔下で興奮状態に陥るのは道徳性に欠けるからだと説明されていて、女性患者の場合は特に厳しく批判された。一八八〇年代には、女性たちの行動は生理学を使って説明されるようになっていた。ユニヴァーシティー・カレッジ病院の麻酔科医ダッドリー・ウィルモット・バクストンは、一八八八年に出版した『麻酔、その利用と投与』において、「クロロホルム、エーテル、亜酸化窒素（笑気ガス）、コカイン…には性的感情を刺激する性質があり、多くの場合、エロチックな幻覚を引き起こす。一部の人々が麻酔導入時にオルガスムを感じることは疑問の余地がない」と述べている。バクストンは、クロロホルムの影響下で医師から暴行を受けたとして虚偽の訴えを起こす「腹黒い悪女」が実在するのは確かだが（メアリー・トラヴァーズもその一人だったのかもしれない）、「慎しみ深く、貞節で、上品な淑女」も、幻覚を見て暴行を受けたと訴える可能性があると指摘した[189]。そして、この種の告訴を避けるには、麻酔の際に必ず付添人を置くようにすればよいと助言した。一八七七年、バーミンガムの外科医ジョージ・ハワードは、ファニー・チャイルドを強姦したとして告訴されたが、その医師仲間が、麻酔下で性的幻覚を生じることがあるとする証拠を提出したことにより、無罪放免となった。

ジョン・スノーの友人のベンジャミン・ウォード・リチャードソンは、ある若い女性がファニー・チャイルドと同じことを訴えて、かかりつけの歯科医を告訴した経緯を記している。歯科医にとって幸運だったのは、彼女の両親と二人の医師がその場に同席していたことだった。医師たちの不安はその後もなくならなかった。一九八〇年代にプロポフォールが麻酔薬として使われるようになると、一部の患者は性的に興奮し、抑制を失った行動をした。マンチェスターのある麻酔科医は、「その場に第三者が同席するべきだという意見に…私は強く賛成する。…さもないと、性的不法行為をしたと非難される事態になりかねないからだ」[190]と書いている。

英国における売春の歴史は長く、十九世紀には、路上で発見された女性は、売春の証拠の有無にかかわらず、逮捕して医学的検査を行うことができるとする伝染病法（一八六四年制定、一八六八年と一八六九年に改正）まであった。ジョゼフィン・バトラーは、一八六〇年代に、この法律に反対する運動を率いた女性である。彼女は、この法律の基礎にある不公平さに人々の目を向けさせた。法律は、売春婦のもとを訪れる男性たちを「自然の衝動」に従っているにすぎないとして寛大な目で見る一方で、女性たちを邪悪で不道徳な存在であると決めつけていた。バトラーは、英国の少女たちが誘拐されて、ヨーロッパ大陸の売春宿で働かされていることも明らかにした。一八八五年の『ペルメル・ガゼット』紙の驚くべき暴露記事は、この論争を新しい段階に引き上げた。クロロホルムは、ここでも中心的な役割を担うことになった。

『ペルメル・ガゼット』紙の編集者ウィリアム・トマス・ステッドは、売春は「文明社会につきまとう最も醜悪な呪い」であると言っていた。けれども、性欲に関する彼の関心は、妄念と言っていいほど強かった。ステッドの友人で、革新的な研究により二十世紀の性心理学の基礎を築いたヘンリー・ハヴロック・エリスは、「彼の行動の多くが、抑圧された性欲を原動力としていたと思う」[191]と語っている。ステッドの目標は、承諾年齢*8を十三歳から十六歳に引き上げることにあった。当時、すでにそのための法案が準備されていたようだが、政治家たちは本気になっていないように見えた。国のやり方に不信感を抱いていたステッドは、ある調査報道に着手した。それは、報道とやらせの境界線をかつてないほど曖昧にする調査だった。四回に分けて連載された『現代のバビロンへの貢物とされる処女たち』という記事の第一回は、一八八五年七月六日号に掲載された。

ステッドのねらいは、ヴィクトリア時代の暗黒社会の堕落と売春の証拠、具体的には、子どもの売買と性的暴行、処女を売春婦として周旋する行為、女性を罠にかけて破滅させる行為、少女の国際的な奴隷貿易の証拠を明るみに出すことにあった。こうした事実は広く知られており、ステッドは、決定的な証拠を掴むことさえできれば、国を動かして対策をとらせることができるだろうと考えていた。彼は、元売春婦で、改心して救世軍のために働いていたレベッカ・ジャレットという女性の助けを得て、複雑な計画を立てた。それは、少女を買い、処女であることを確認し、状況によっては彼女の純潔が汚されかねなかったことを証明する、というものだった。ジャレットは、煙突掃除人アームストロングの妻に五ポンドを支払い、その娘のイライザという十三歳の少女を手に入れた。彼女はその際、母親に、少女を買うのは家庭で養育するためではなく売春をさせるためだとはっきり説明したという。ジャレットは、ステッドの同僚のサンプソン・ジャックとともに、イライザをルイーズ・ムレ夫人のところに連れて行った。ムレ夫人は有名な堕胎屋で、イライザの体を調べて、処女であることを確認した。

ここでクロロホルムが話に入ってくる。ムレ夫人はジャックに瓶のクロロホルムを売ったのだ。ジャックは、イライザとジャレットをポーランド通りの売春宿に連れて行った。ジャレットはイライザにクロロホルムを吸入させて眠らせようとしたが、うまくいかなかった。ステッドは、イライザが眠っていると思い、部屋に入った。彼の目的は、純潔がいかに簡単に汚されるおそれがあるかを証明することにあった。

＊8　結婚や性交への承諾が法的に有効とされる年齢。

ステッドが部屋に入った途端、イライザは叫び声を上げた。ジャレットはイライザを売春宿から連れ出し、今度は小さな病院に連れて行った。その夜、イライザが寝ている間に、著名な婦人科医のヘイウッド・スミスが、さらにクロロホルムを使って彼女を診察し、処女であることを確認した。イライザはその後フランスに送られ、まっとうな仕事を与えられた。しかし、ステッドの記事を読んで一連の計画を知った母親にそそのかされて英国に帰ってきて、ステッドとその仲間たちを訴えた。ステッドは、この裁判で有罪とされ、三か月の禁固刑に処せられた。彼がイライザを連れて行ったときに父親の同意を得ていなかったうえ、母親に金を支払ったことを証明する文書がなかったからである。

ロンドンの路上で横行する売春や不道徳を暴くステッドの記事は、大衆をかつてないほど激怒させた。人々はノーサンバーランド通りの『ペルメル・ガゼット』紙のオフィスに押し寄せた。新聞の売上は八千部から一万二千部に伸びたが、それ以上は印刷機が対応することができなくなった。救世軍は、承諾年齢に関する法律の改正を求める請願書への署名を四千人分も集めることができた。下院への請願書の提出は、まさに見ものだった。請願書を載せた大型の荷馬車のあとに救世軍の兵士が何百人も行進し、その様子を一目見ようとする人々が、ハックニー、ショアディッチ、ビショップスゲイトの通りに四キロメートル近く並んだのだ。一八八五年八月十四日、ついに承諾年齢が十六歳に引き上げられた。しかし、ステッドが積極的に介入していたことや、彼が提出した証拠の一部に矛盾があったことから、一部の人々には苦々しい結果となった。ジョージ・バーナード・ショーは、「ステッドがイライザの事件を仕組んだことが明らかになった以上、今後は誰も彼の言うことを信用しなくなるだろう。…彼はわれわれの信頼を裏切ったのだから、禁固刑に処せられたのは当然だ」[192]と記している。ステッド自身は、国の法律を改正させたことは、「ジャーナリストが腕一本でなし遂げた業績としては最高のものだ」と豪語していた。彼はその後、『ペルメル・ガゼット』紙を退社し、一九一二年にタイタニック号の沈没事故で死亡した。救命ボートの自分の席を女性と子どもに譲っての死であった。

医学雑誌は、ヘイウッド・スミスらがクロロホルムを使ってイライザを朦朧とさせ、その同意なしに診察を行ったことを糾弾した。『ランセット』誌は、次のような言葉で彼らを非難した。

治療のために麻酔を必要とする状況下でなければ、クロロホルムの投与を正当化することはできない。このお粗末な裁判では、そのことが十分明確にされていないように思われる。クロロホルムの使用には常に、ある程度の生命の危険が伴っている。…この少女にクロロホルムを使い、その生命を危険にさらした目的は何であったか?少女の純潔を汚したことを疑われ、場合によっては訴えられるような立場に好んで身をおいた男に、診察の様子を見せるためである。ヘイウッド・スミス博士がイライザ・アームストロングに対して行った異常な暴行としか考えられない所業の詳細には、胸が悪くなるものがある[193]。

この事件により、ヘイウッド・スミスのキャリアは台無しになった。彼は英国産科病院での地位を失い、専門家仲間の信望と人気により任命されていた英国婦人科学会の事務局長の職務も辞任せざるを得なくなった。王立内科医師会からは激しくけん責された。クロロホルムを使ったのはイライザの道徳的純潔を守るためだったというヘイウッド・スミスの弁解は、聞き入れられなかった。

クロロホルムに犯罪行為を手助けする力があったことと、外科手術における死亡例が後を絶たなかったことが相まって、麻酔に対する患者たちの恐怖心はなかなか消えてなくならなかった。驚いたことに、麻酔への恐怖そのものが致命的な影響を及ぼすこともあった。一八五三年、チャールズ・ディケンズは『ハウスホールド・ワーズ』誌の編集長として、「これまでの経験から…クロロホルムに対して、明白で、説明することのできない恐怖を示す人々にこれを投与すると、死に至る場合が多いことがわかっている。これは興味深い事実であり、…迫りくる死の影を予期する、なんらかの洞察、本能、恐怖心などにより説明できるかもしれない」[194]と述べている。麻酔を拒否する患者はほとんどいなかったが、フレデリック・トリーヴズ（極度の奇形により見世物小屋に出ていた「エレファント・マン」ことジョゼフ・メリックを保護したことで知られる医師）は、一八九六年に、「多くの患者は手術よりも麻酔に恐怖を感じている」[195]と記している。同じ年に、H・G・ウェルズは、手術を控えた患者の恐怖を題材にした『手術を受けて』という短編を出版した。主人公は悩む。「『死んだらどういうことになるのだろうか？』その思いはハドンの家からの帰り道、なんどもなんどもわたくしの頭に浮かんだ。…このもの憂さはひとつの予見なのか？…死に直面した男が…本能的に物質と感覚の網目からわが身を引き揚げさせたのか？」。彼は死ななかったが、術中覚醒と体外離脱を経験する。クロロホルムが投与されると、彼は「ぐったりとなり、大きな沈黙、怪奇な沈黙を感じた。奥の知れない暗闇がわたくしの上をおおった」。けれどもその後、術中覚醒が起きて、彼は手術の様子だけでなく、外科医のハドンと麻酔科医のモーブレイの考えていることまで「見る」ことができた。彼はハドンの心を覗き込んだ。

かれは門脈の枝脈を切り離しはしないかと恐れていた。…かれはますます仕事にぴりぴりする。…あまり小さく切ったのではないか、あるいは、あまり大きく切りすぎたのではないかと心配していた。…そのとき、突然、水門の扉の底のほうから噴き出す水のように、これはいかんという恐ろしい思いの大きな盛り上がりがかれの考えをもみくちゃにした。と同時に、わたくしは血管が切られたとわかった。…しばらくすると恐ろしい危機感がわたくしに舞い戻ってきた。悪夢によく現われる真っさかさまに落下してゆくあの気持、それを千倍にも強くしたようなあの感情、あの、黒い恐怖がわたくしの考えの中を激流のように横切っていった。…わたくしは空中に浮かんでいた。…わたくしの素材であった物質はすべて空間の中をぐるぐる回転する地球にあった。それは引力によって地球に引きつけられ、地球の慣性とともに動いていた。その地球はまた太陽の周転円を渦巻きながら動き、空間の中を太陽や星といっしょに壮大な行進をしていたのである[*9]。

＊9　H・G・ウェルズ『ダヴィドソンの眼の異常な体験』・浜野輝訳、グーテンベルク21より

意識が戻ったとき、彼は次のように感じている。「まったくどうしようもない喜びと輝きがわたくしにどっと襲ってきた…そしてわたくしのほうは、ほとんど苦痛とは言い得ないような押さえつけられた気持を味わった。手術はわたくしを殺していなかったのだ」。こんな劇的な経験をする患者はわずかだろう。ほとんどの人は、意識が回復した途端、ただただ安堵したことだろう。

第7章　変わりゆく痛みの理解

一八六八年五月二十六日の朝、マイケル・バレットは脚と腕を革紐で縛り上げられ、司祭に付き添われて、ロンドンのニューゲート監獄の外に設置された絞首台の階段を昇っていった。絞首刑執行人のウィリアム・キャルクラフトが彼の顔に覆いをかけ、首に縄を巻いた。ボルトが抜かれ、踏み台が反響音をたてて落ちると、群衆は大きな悲鳴を上げた。「バレットは、もがくことなく死んだ」と『タイムズ』紙は報じた。見物人の一部は立ち去ったが、一部は残り、キャルクラフトが「このような群衆からも、めったに聞かれないほど激しい怒号と罵声を浴びながら」バレットの遺体を切り刻むところまで見物していった[196]（チャールズ・ディケンズはキャルクラフトの様子を、「この場にふさわしくない冗談を言い、冒涜的な言葉を吐き、ブランデーを飲み、快活そのものだった」と記している）。監獄の外科医がバレットの死亡を確認し、遺体はその晩、ニューゲート監獄内の墓標のない墓に埋葬された。バレットの絞首刑は、一八〇〇年一月から始まったニューゲートでの公開絞首刑の第五四四回目にして最後のものとなった。その三日後、英国議会が死刑執行法改正法案を可決し、絞首刑は公の場ではなく監獄の塀の中で行われることになったからである（公開絞首刑の廃止が最初に提案されたのは一八一三年のことだった）。被害者の家族を含めた証人の立会いは許可されたものの、絞首刑は五世紀に英国に導入されてから初めて、大衆の見せ物ではなくなった。

バレットは、アイルランドの民族独立運動の歴史のなかでよく知られている。彼は、アイルランドを英国から独立させることを目標に掲げるフェニアン団のメンバーで、一八六七年十二月十三日にクラーケンウェル監獄の爆破に加担したことにより死刑を宣告された。彼らの目的は、監獄の壁に穴をあけて、そこに収監されていたフェニアン団のメンバーであるリチャード・オサリヴァン＝バークを逃がすことにあった。しかし、爆発が大きすぎて、監獄の壁を粉砕しただけでなく、近隣の民家を倒壊させて十二人を死亡させ、五十人以上を負傷させてしまった。この事件のわずか数時間前に、英国首相のベンジャミン・ディズレイリは、フェニアン団の集会を禁止していた。野党自由党の党首で、のちに首相にもなったウィリアム・ユーアト・グラッドストンは、この事件をきっかけに、アイルランドの自治について考えるようになった。バレットの有罪は激しい論争を呼んだ。一九〇三年にニューゲート監獄が取り壊されたとき、彼の遺体はロンドンの共同墓地に移され、墓には小さな銘板が取り付けられた。バレットの墓は、今日もなお、アイルランドの歴史に興味をもつ人々を引きつけている。

公開絞首刑の廃止は、苦痛に関する文化が大きく変化したことの表れという意味で、麻酔の歴史においても重要である。麻酔は、外科手術の痛みになんの意味もないことを決定的に証明することにより、外科手術以外の痛みの理解にも強い影響を及ぼし、医師たちは、慢性疾患や死期の迫った患者の苦痛の軽減につとめるようになった。それだけではない。麻酔は、十八世紀の社会に芽生えた苦痛を嫌悪する風潮を支え、ヴィクトリア時代の文化の多くの領域を根底から変えることになった。一八七〇年代には生体解剖反対運動が起きた。刑罰体系の改革は一八六〇年代から始まっていた。同じく一八六〇年代には、苦痛に関するキリスト教の教義の見直しも行われ、これに関連した話題は広範囲に及んでいる。どの論争の基礎にも、苦痛についての新しい考え方があった。それは、苦痛を単に反人道的なものとして見るだけでなく、看過しがたい道徳の危機として見る考え方だ。

ブロンプトン結核病院の医師C・J・B・ウィリアムズは、一八六二年に王立内科医師会で行ったラムリー講演において、患者の余命を延ばし、苦痛を軽減することは、疾患の治療や予防に次いで重要であると主張した。彼は聴衆に、末期の患者は「余命が延びたり、痛みが取れたりといった小さな勝利」にも深く感謝するものであり、診断は患者を心地よくさせるものでなければならず、それは末期の患者についても同じであるとした。ウィリアムズは、患者を安心させるどころか不安に陥れるような診断が、患者に及ぼす影響を懸念していた。「予想される危険」が訪れるのはずっと先のことであり、どんな病の痛みも軽減することができると患者に教えることは、患者の状態の悪さを強調して不安をかき立てるよりもよい転帰につながるというのが彼の持論だった[197]。痛みをテーマとする医学文献は多かった。医師ウィリアム・デールは、一八七一年に『ランセット』誌に連載した論文において、痛みは「応報天罰の女神ネメシスのようなものであり、人間はゆりかごから墓場まで、これに追いかけられる」とした。彼はミルトンの有名な詩句「苦痛は悲惨のきわみであり、最悪の災いである」や、ロバート・バーンズが歯痛について

歌った激しい詩、

おまえの毒針を私は呪う、
それは痛めつけられた歯肉をえぐり、
耳をうずかせ
執拗にむしばむ。
私の神経を激痛に引き裂く、
責め具でさいなむように!

を引用した。

デールは、末期段階に与える苦痛という観点から、いくつかの疾患を分析した。結核は、十九世紀の英国で記録されていた死因のなかで最も多く、二十~六十歳までの成人の約四十人に一人が罹患していた。チャールズ・ディケンズの一八三六年の小説『ニコラス・ニクルビー』には、結核は「生と死が奇妙に入り混じった疾患であり、死は生の輝きと色調を帯び、生は死の陰鬱さと不気味さを帯びてくる」という記述がある。デールはこれを「巧みな描写」と称賛したが、結核性膿瘍で常に窒息に苦しむ末期の結核患者の悲惨さを表現するには至っていない。彼は、最も激しい痛みを生じる疾患は癌で、その痛みはしばしば「刺すような神経痛性のもの」となるとした(当時は、神経痛は、頭部、顔面、子宮などの神経の疾患であると考えられていた。その痛みは電気ショックのように強烈であるとデールは言った)。癌による痛みは激しく、長く続くため、一部の患者は「自分自身にとっても周囲の人々にとっても嫌悪感を起こさせる存在となる」。デールは各種の鎮静剤と麻薬を分類し、それからエーテルとクロロホルムという「新しい」薬物に目を向け、これらの魔法のような力に頼ろうとした。クロロホルムは文字どおり「魔法」のように作用し、「あっけにとられた患者たちは、自分たちを痛みから解放してくれたものについて、生き生きした言葉で感謝を述べるようになる」という[198]。医師のカリスマ性は、痛みを取り除く力を示すことで高められた。それが最も明白に示されたのが、死にゆく人々の看護の場面だった。

死にゆく人々の痛みの緩和は、患者本人にとってだけでなく、愛する人が痛みにさいなまれる姿を見なければならない家族や友人にとっても重要だった。その傾向は十八世紀からあったが、一八八〇年代の社会では死の苦痛に対する恐怖が非常に大きくなり、ウィリアム・マンクという医師が『安楽死：安らかな死を助けるための医学的治療』という専門書を出版するに至った。『ランセット』誌はこの書籍について、死をできるだけ安らかで苦痛のないものにしたいというマンクの望みは、彼の思慮深さと豊かな経験にもとづいているとコメントした。当時はまだ、安楽死について意見を述べる医師は少なく、医学生は、死を前にした患者に施す医療の原則を教えられていなかった。『ランセット』誌は医師たちに、自分の社会的地位のかなりの部分が、「診察室では病人の治療者であり、ベッドサイドでは聖職者である」ことに依拠していることを忘れてはならないと助言した[199]。マンクはアヘン剤をふんだんに使い、モルヒネの皮下注射を奨励した。このような場合には中毒を心配する必要はない、と彼は強調した（アヘン中毒の問題に対処するため、一八六八年にはアヘン剤の販売に対する法的規制が始まっていた)。シェリー、ポートワイン、ブランデーなどの刺激物やおいしそうな料理は食欲増進に役立つとされた。また、見舞客の人数を制限すること、軽い寝具を使うこと、室内をさわやかに明るく保つことなどの簡単で実践的な対策も、苦痛の緩和に大いに有用だった。けれどもマンクは、不信心者や無神論者については、どれだけ医療を施しても、肉体的な苦痛以外の苦痛をやわらげることはできないと指摘した(ちなみに彼はローマ・カトリック教徒だった)。「意識のある最期のときに、自分の未来に対する疑問や不安がどっと押し寄せてきて、心を乱し、安らかな死の訪れを不可能にする」からである[200]。マンクが提唱した原則は、広く受け入れられた。一八九一年、小説家ヘンリー・ジェームズと哲学者ウィリアム・ジェームズの妹アリスが末期の乳癌と診断されると、ウィリアムはアリスに、「好きなだけモルヒネを使いなさい。モルヒネが合わなかったらアヘンを使いなさい。アヘン中毒になることを恐れる必要はない。アヘンは、こういうときに使うためにあるのだから」と助言した[201]。一八九九年には『ランセット』誌が、「十分な量のアヘンがもたらす、はかり知れない恩恵」を制限することは、医療の義務を放棄することであると断定している。

医師たちが末期医療に関心を寄せるようになったのは、最近のことではない。妻のエリザベスを癌で失った外科医ウィリアム・マーズデンは、一八五一年に、ロンドンのブロンプトンに貧しい人々のための癌専門病院を設立した(この病院は、のちに王立マーズデン病院という名称になった。癌という言葉は患者を怯えさせ、病院に来るのを躊躇させるという配慮からである)。一八七六年に外科医のハーバート・スノー(ジョン・スノーとは無関係)がこの病院のスタッフに加わったとき、マーズデンはすでに死去していたが、その理想は生き続けていた。マーズデンの関心の一つは、外科手術の適応がない患者のための緩和療法だった。ハーバート・スノーは、マーズデンの遺志を継ぎ、アヘン剤とコカインの使用を推奨した。彼の一八九〇年の著書『不治の癌の緩和的治療』の付録には、アヘンパイプの使用について記されている。彼は、進行癌の痛みをやわらげる「ブロンプトン・カクテル（モルヒネとコカインの混合薬）」でも有名だ。ハーバート・スノーは、薬物だけでなく、よい看護と、病院付き牧師のサポートが果たす役割の大きさも強調した。それでも、多くの患者は苦痛のなかで死んでいった。

最期まで怯え続ける患者もいた。カナダ人の医師ウィリアム・オスラーは、五百人の終末期の患者を研究し、「九十人になんらかの肉体的な苦痛があり、十一人に精神的な苦痛があり、二人は明白な恐怖を感じていた」ことを明らかにした。彼は、一九〇五年に英国のオックスフォード大学の内科学教授に任命されたことに伴い、米国のジョンズ・ホプキンズ大学を退職したが、その際の別れの挨拶として行ったスピーチにより激しい議論を巻き起こした。それは、高齢者には価値がないという趣旨のスピーチだった。「人類の業績を、その行為や科学や芸術や文学について、合計してみてほしい。そこから四十歳以上の人々による業績を引き算してみよう。偉大な宝物、ひょっとすると値段がつけられないほど貴重な宝物さえ差し引かなければならないかもしれないが、人類は今とほとんど変わりない暮らしをしているだろう」[*1][202]。この問題には解決策がある。オスラーは聴衆に、アンソニー・トロロープの未来小説『定年制度』を思い出すように言った。この小説は、一八八一年、トロロープが六十六歳のときに出版された。『定年制度』の舞台は、一九八〇年のオセアニアにある架空の国だ。語り手にして主人公である南太平洋王国の大統領ジョン・ネヴァーベンドは、人々を苦痛から解放し、「お荷物」の高齢者を社会から取り除くため、六十七歳半以上になった国民にクロロホルムを投与して「安らかに消滅」させようと計画する。批評家はこれを悪趣味な冗談だととらえ、読者はこのテーマを好まなかったため、八七七部しか売れず、これを出版したブラックウッド社は損失を被った。オスラーは、このスピーチで非難されたのは、自分の年齢差別のせいではなく、クロロホルムによる強制的な安楽死というトロロープのアイディアを面白半分に引用したからだろうと考えた。けれども、トロロープは大まじめだった。死の数か月前、彼は弟のトムに手紙を書いて、「私にもその時が来た。…自分は死んだほうがよいと悟るべき時が」と記している[203]。老いに直面したトロロープは、おそらく、地上の苦しみよりは死を選びたいと思ったのだろう。

新しい発見は、あらゆる年齢の人々の痛みをやわらげ続けた。ハーバート・スノーが画期的なブロンプトン・カクテルを発明することができたのは、コカインが発見されたおかげである。コカインは単独で局所麻酔薬としても使われた。南米原産のコカの葉は古くから痛み止めとして利用されており、その有効成分であるコカインは一八五九年に単離された。のちに精神分析で有名になるウィーンの若き神経科医ジークムント・フロイトは、一八八〇年代にモルヒネ中毒の患者にコカインを投与する実験を行った。深刻なうつ病に悩んでいた彼は、自分でもコカインを試してみた。「少量では、素晴らしいやり方で私を高みに連れていってくれた」。彼は酩酊し、感激のあまり、「魔法の薬」であるコカインのために祝歌《ほぎうた》を歌わなければと言っている[204]。一八八四年、フロイトは友人の眼科医カール・コラーに、眼科手術の際にコカインを使ってみてくれるように頼んだ。眼科手術にエーテルやクロロホルムを使用するのは危険であるため、コラーは以前から局所麻酔薬を探していた。眼科手術では、しばしば眼球が動かないようにする必要があったが、意識のない患者ではそれができなかった。また、麻酔後の嘔吐による眼圧上昇は、手術の結果に影響を及ぼすおそれがあった。コラーが友人にコカイン溶液を飲ませてみると、その人はたちまち舌のしびれを訴えた。この現象は以前から報告されていたものの、コラーにとっては「我、発見せり！」の瞬間だった。カエルの眼球にコカイン溶液を投与してみると、一分後には、なんの反射もなく角膜に触れたり手技を行ったりすることができた。ウサギでもイヌでも同様だった。彼はついに自分自身にも試し、半時間ほど麻酔作用が続くことを発見した。眼科手術へのコカインの使用は急速に広まり、それ以外の小手術のための皮下注射の方法も考案された。コカインは、局所麻酔だけでなく癌性腫瘍の患者にも役に立った。当時は、腐食性の薬品を使って腫瘍を焼くのが通常の治療法だったが、先にコカインを局所に塗布することにより、腫瘍を焼くときの痛みをやわらげることができた。

サリチル酸に関する研究も行われた。柳の樹皮から抽出されるサリチル酸に鎮痛作用があることはよく知られていたが、胃を刺激してしまうという副作用があった。ドイツの製薬会社バイエル社の化学者フェリックス・ホフマンは、一八九七年に副作用の少ないアセチルサリチル酸を合成した。この物質は一八九

＊1　ブリス『ウィリアム・オスラー　ある臨床医の生涯』・梶龍兒監訳、三枝小夜子訳、メディカル・サイエンス・インターナショナルより

九年からアスピリンとして販売され、それ以来ずっと、最も有名で、最もよく利用される鎮痛剤であり続けている。

この頃になっても、医学界ではまだ痛みには意味があるという古い思想がひょっこりと顔を出すことがあったが、そうした思想は一蹴された。たとえば、H・キャメロン・ギリスは、一八八七年に発表した『痛みと病が命を救う』という一連の論文で、「意味なくして痛みが生じることはない。痛みが恵みであることは明らかだ」と熱弁をふるっている。これに対して、英国中の医師たちが反論のためにペンをとった。「麻酔は神から下された恵みである。その使用をやめさせようとするとは、なんと不遜な所業であろうか」「痛みは明らかに有害である。…それは天秤を死の側に傾ける」「痛みは人類の普遍的な負の遺産である。それは、われわれが高度な発展を遂げる代わりに科された罰である。痛みをやわらげ、あるいは完全に消すために、あらゆる国の医師たちは、代々、全身全霊を捧げて戦ってきた」「(ギリスの見解は)普遍的な経験とも、常識とも、あまりにも大きく食い違っている」などである。痛みには意味があるとする議論は、一八八〇年代の思想、特に終末期の患者に関する思想とは相いれなかった。W・J・コリンズは、「ギリスの残酷な主張は、乳癌におかされ、苦しみながら少しずつ死に向かう女性や、蚕食性潰瘍(基底細胞癌)の緩徐だが着実な破壊作用により、人間とは思えないような姿形にされ、じわじわと殺されてゆく男性の苦しみを、さらに大きくするのではないか?」と言っている[205]。一八四〇年代には、痛みは人間がおかれている状況にとって本質的なものだった(一八四四年、ハリエット・マーティノーは「痛みは…善にとって欠かせないものだ」と言っている)。けれども今や、痛みは、人間性を損なう、敵対する力となった[206]。

ヴィクトリア女王の治世に起きた社会的変化の多くは、「文化的な社会を建設するためには、各種の苦痛をやわらげることが肝要である」という思想に支えられていた。十八世紀には、新しい人道主義が、動物に対する虐待行為を禁じる改革に火をつけた。十九世紀には、動物の生体解剖という難しい問題に注目が集まった。一八二二年には、「人道主義者ディック」と呼ばれたアイルランドの下院議員リチャード・マーティンが、ウィリアム・ウィルバーフォースを含む少数の改革派の支持を得て、家畜虐待防止法を成立させた。「マーティン法」として知られるこの法律は、市場、畜殺場、街中、郊外での牛や馬に対する虐待行為に罰金刑を科すものだった。その二年後には、同じ改革派が、動物虐待防止協会を設立した。同協会は一八四〇年にヴィクトリア女王の認可を受けて英国動物虐待防止協会となり、一八四一年には五人の審査官を雇い入れ、彼らは英国中を回って違反者を法廷に突き出した。一八三五年には、動物虐待防止法により、闘鶏、熊いじめ、アナグマいじめが禁止された。しかし、古くからの習慣は、なかなか廃れなかった。シュロップシャー州に住むジェームズ・グライスという人物は、一八七八年に、「雄牛いじめは、私がこれまでに見たことのある行為のうち、最も野蛮なものである。犬に耳をちぎられ、顔の皮膚を噛みちぎられた若い雄牛が、わけもわからぬまま、犬たちを角で放り上げている」と記している。

動物を虐待する人々を告発する英国動物虐待防止協会の活動は、人々から広く支持された。一八五三年には、チャールズ・ダーウィンが協会の審査官を自分の村に呼び、荷馬車を引かせる馬を虐待している男を訴えてほしいと依頼している。ダーウィンは、もとは医学を志していた。しかし、彼が学生時代を過ごした頃はまだ麻酔が発見されておらず、苦痛に対して非常に敏感だった彼は、手術室で手術を見学するのに耐えられなかった。この繊細さは、ダーウィンの研究にも影響を及ぼした。彼は、のちに『種の起源』（一八五九年）として出版される進化論の研究を進める過程で、生殖と遺伝に関する詳細を明らかにするため、ハトの飼育に熱中するようになった。彼は、ハトの生態や繁殖を観察し、さらにその「内部を観察する」ために骨格標本を作ることにした。さて、どのようにして殺そうか？ダーウィンはクロロホルムを試したが、この方法では時間がかかりすぎた。ハトがゆっくりと死んでゆく様子を見ていることなど、彼にはできなかった。彼が最終的に選んだのは青酸カリだった。瓶の中から立ちのぼる青酸ガスは、ハトを速やかに死に至らしめた。しかし、どんなに苦痛の少ない方法を考案しても、それが殺害という「呪われた行為」であることに変わりはなかった。ダーウィンは、やっとの思いでハトの死体を薬液に浸して肉を腐らせ、それを煮込んだ。しかし、「召使いも私自身も…激しい吐き気を催し、断念せざるをえなかった」[207]。彼は結局、ハトの死体を専門家に送って骨格標本にしてもらうという、無難な方法を選んだ。

生体解剖に対する嫌悪は、古くから英国文化に息づいていた。一八二〇年代の脳の研究により感覚機能と運動機能を担う特異的な場所を同定したことで知られる解剖学者のチャールズ・ベルは、観察を通じて研究を進めることを好み、生体実験はできるだけ行わないようにしていた。ジョン・スノーが自宅で実験を行っていたことはすでに述べたが、当時の英国では、ほとんどの生理学実験が、大学ではなく研究者の自宅で行われていた。そのため、生理学者はずっと目立たない存在であり続けていたが、一八六〇年代にかなり大胆な生体実験が行われるようになると、それを嫌悪する医師や市民を巻き込んだ激しい論争が起きた。一部の人々にとって、麻酔は生体実験をめぐる道徳的なジレンマを解決するものだった。ジョン・スノーの友人で、彼の伝記を執筆したベンジャミン・ウォード・リチャードソンは、動物実験により麻酔の生理学を研究していたが、彼はその際、動物たちにクロロホルムを投与していた。動物に麻酔をかけて痛みを取り除いてやっているのだから虐待と非難される筋合いはない、というのが彼の主張だった。しかし、ダーウィンのような研究者は不安に悩まされ続けた。彼が一八七一年にレイ・ランケスター教授に書いた手紙には、「貴殿は、生体実験に対する私の意見を尋ねられました。私は、真の生理学研究のための生体実験が正当化されるという点には賛成しますが、唾棄すべき好奇心を満たすためだけに行われる生体実験は認めません。生体実験のことを考えると、私は恐怖で気分が悪くなります。これ以上は、何も言わないことにしましょう。さもないと、今夜は眠れなくなってしまいます」と記されている[208]。

生体解剖をめぐる論争が激化したのは、一八七四年の英国医師会の会合でのことだった。この会合で、フランスの神経科医ヴァランタン・マニャンが意識のあるイヌを二匹使ってアブサンの効果の供覧実験を行ったことが問題視されたのだ。一八七五年には、女王の命により、この件について調査を行うための王立委員会が設置された。英国の婦人参政権運動の先頭に立っていた社会改革者のフランシス・パワー・コッブは、同じ年に実験動物保護協会を設立した。社会道徳の守護天使として、女性たちがこの議論を主導するのは当然のことだった。詩人のクリスティーナ・ロセッティーは、詩人で画家の兄ダンテ・ゲイブリエル・ロセッティーへの手紙のなかで、自分はこれまで生体実験の問題は麻酔によって解決されたと信じていたと書いている。

お兄様と同じく、私も、クロロホルムの普及によって生体実験の恐怖は取り除かれたと信じていました。けれども、ある友達が私にこの問題について考えるように促し、大量の資料を送ってよこしたのです。そこには、私たちが信じていたこととは正反対の主張と、その証拠が記されていました。ぞっとするような残虐行為を止めるため、私は、微力ながら、できるかぎりのことをしなければと決意しました[209]。

動物虐待防止法が一八七六年に改正され、条件つきで動物実験が認められたことにより、ある種の解決は得られた。その条件とは、許可を受けた医師が、許可を受けた建物内で、動物に麻酔をかけたうえで実験を行い(特例あり)、毎年報告書を提出するというものだった。これにより反対運動の炎は収まったが、残り火までは消えなかった。一八八一年には、ダーウィンとコッブが生体解剖をめぐって『タイムズ』紙上で意見を戦わせ、問題が完全に解決したわけではないことを明らかにした。ダーウィンはスウェーデンのウプサラからやってきたホルムグレン教授からの求めに応じて、この法律に対する自分の意見を投書した。彼は、「ヨーロッパの一部の国々では、動物の苦痛に対してなんの配慮もしていない」と憂慮しながらも、「一八七五年には、英国の生理学者たちは動物を虐待したとして不当に非難されていた」と指摘した[210]。コッブは、ダーウィンの見解は正しくないと反論し、道徳的な危機に瀕しているのはどの国も同じであると繰り返した。「全世界の知識を身につけたとしても、心と良心を失ってしまったら、なんの利益があるでしょう?」[211]。

身を守る術のない生き物をいたずらに苦しめることは、文明社会の道徳的基礎を危険にさらすものであるというコッブの批判は、動物虐待に反対するそれ以前の思想の流れを汲むものであり、奴隷制度改革や刑務所改革にも通じるものだった。一八四〇年には、ある医師が『ランセット』誌に投書して、家畜を屠殺して食肉にする屠畜人は「動物の感情に対して冷淡である」と指摘し、その理由を、動物の痛々しい死を毎日のように目にしているうちに「生き物に対する同情を失ってしまった」からだと分析している[212]。この医師はさらに、動物の死の痛みを取り除くことにより、屠畜人の道徳性を守ることができると主張し、その方法として、動物の口と鼻をゴム引布で塞ぎ、炭酸ガスを吸わせてから屠殺することを提案した。この投書から四十年後、ベンジャミン・ウォード・リチャードソンは、野犬収容施設のイヌを苦しませずに殺すために、室内に炭酸ガスとクロロホルムの混合物を充満させる方法を最初に実践した。イヌたちは、深い眠りのなかで、痛みを感じることも、自分のおかれた状況を意識することもなく、生から死へと連れていかれた。

痛みのない手術は、外科医の役割や、外科医が患者に痛みをもたらすことに関する道徳的懸念を消し去った。それはまた、女性が医療に携わり、人々に苦痛を与える外科手術のような残酷な行為にかかわることに対する強い反感も吹き飛ばした。とはいえ、女性の外科医は、その後もかなり長い間、なじみの薄い存在のままだった。ヴィクトリア時代の人々の多くは、女性が外科手術を見学するのは悪趣味きわまりないことだと考えていた。ワクチン接種でさえそうだった。クリスティーナ・ロセッティーも、一八八九年に書いた手紙のなかで、「今どきの女性は、なんでもやってしまうのですね！ヘイマン夫人は、お友達

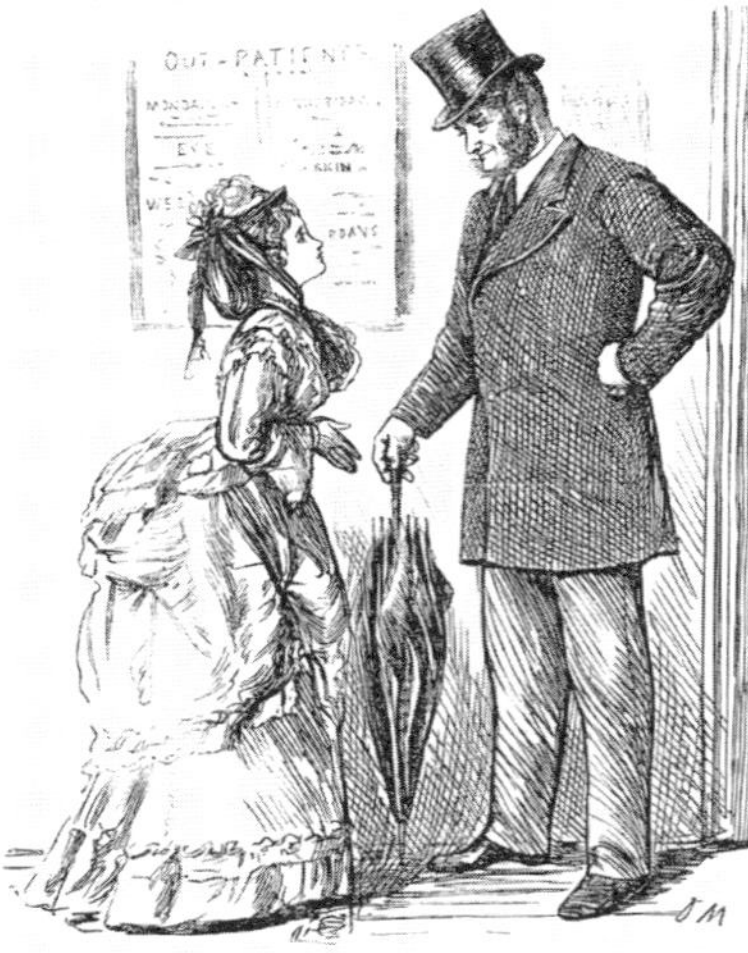

図 13　1872 年の『パンチ』の風刺画
女性医師は男性に比べて手術の腕前が劣っているという偏見を皮肉ると同時に，外科医が麻酔科医よりも上位にあることをほのめかしている。絵の解説には次のように書かれている。エヴァンジェリン先生：「それはそうと，ソーヤー先生。明日の午後はなにかご予定がありますか？私，ちょっと難しい手術をしなければなりませんの。切断術です」。ソーヤー先生：「いいですよ。代わりにやってさしあげましょう」。エヴァンジェリン先生：「あらまあ，違いますわ！麻酔をお願いしたいの」。

と一緒に…パストゥール研究所へ行き、七十人以上の患者に手技を行うのを見てきたそうです」と非難している（原注　ここで言う「手技」は、狂犬病ワクチンの接種であったと思われる。ルイ・パストゥールは一八八四年に狂犬病ワクチンを開発し、一八八八年にパストゥール研究所を開設した）[213]。

公開処刑の廃止という刑罰改革の核心にあったのも、道徳性が失われることへの懸念だった。この章の冒頭の話に戻ると、公開処刑に対する嫌悪感は、マイケル・バレットが絞首刑に処される前から芽生えていた。一八四〇年には小説家のウィリアム・サッカレーが、公開処刑という「醜悪な娯楽」を批判して、「一部の人間が、仲間である人間に対して、胸が悪くなるほど邪悪な暴力行為をなすことを自分が容認していたことに対して」「尋常でない恐怖と恥辱の感情」を覚えたと言っている。それから十年近くたった頃、ディケンズも同じような発言をした[214]。一八四九年十一月にホースマンガー監獄を訪れたディケンズは、そこで行われる公開処刑を見物するために集まっていた「不道徳で無思慮な群衆」に激しい嫌悪感を抱いた。夜が明けると、太陽の光が、

絞首台を見上げている何千という顔を明るく照らしだした。彼らの野卑な浮かれぶりと無神経さは言葉にできないほどいやらしい。人間は悪魔に似せて作られたのかと思うと、自分の姿が恥ずかしくてたまらず、その場から逃げ出したくなる。この忌まわしい視線を集めていた哀れな二人の体が震えながら空中に投げ出されるとき、そこには、心の動きも、憐れみも、二つの不滅の魂が審判を受けるという考えも、卑猥な言葉を慎もうとする気持ちもなかった。あたかも、この世界でキリストの御名が聞かれたことが一度もなかったかのように。人間が信仰をもたず、獣のようにただ滅びてゆく存在であるかのように[215]。

サッカレーやディケンズが問題視していたのは、処刑そのものが暴力的であることではなく、これを見物する人々を堕落させてしまうことだった。人間の肉体に苦痛を与える刑罰を市民に見物させることは、道徳の境界線を踏み越えさせるという点で危険であると考えたのだ。死刑は必要だが市民にそれを見せるべきではないという判断から妥協案として採用されたのが、市民の目につかないところで処刑を行うことだった。公開の残虐行為や暴力は街や市から一掃されたが、死刑制度は犯罪に対する究極の抑止力として

残された。刑務所の塀の中では、人間の命を奪う残酷な刑罰が続けられた。

一八六八年八月十四日、メイドストーン監獄で、十八歳のトマス・ウェルズが地元の鉄道駅の駅長を射殺した罪により処刑された。バレットの絞首刑とは違い、ウェルズの刑は公衆の目から隠されたところで執行された。これを受けて、以前は死刑廃止運動に反対していた『タイムズ』紙は、「(このような改革が)実現するまでは納得するのは困難だったが、ひとたび実現してしまえば、きわめて単純で、異論の余地のないことに感じられ、ごく当たり前のこととして扱われるようになる」[216]とコメントした。しかしながら、一八九四年十二月に執行された刑罰について同紙が出したコメントは、まだ態度を決めかねていることを示していた。「われわれは、懲役刑の効果について以前ほど確信をもっていないし、犯罪の発生原因についても自信をもっていない。われわれは、父親の世代のような自己満足や独善性をもって、犯罪者を絞首刑や懲役刑に処することができない」[217]。その一方で、あらゆる種類の肉体的な刑罰を目にすることに対する市民の嫌悪感は非常に強くなり、手錠をはめられた受刑者が街中を行進させられたり、汽車で護送されたりする様子が目に入ることにさえ、苦情が寄せられるようになった。『タイムズ』紙のコメントからわずか五年後の一八九九年の『ウェスタン・メイル』紙には、「公の場所で手錠をはめられた女の姿を目にすることは異常なことであり、たいていの人が嫌悪感を抱く」と書かれている[218]。ヴィクトリア時代の社会にもたらされた恵みである麻酔を当たり前のものとして受け入れていた新しい世代の人々は、いかなる形の肉体的苦痛にも耐えることができなかった。小説家ヘンリー・ジェームズの兄である心理学者で哲学者のウィリアム・ジェームズは、これを「道徳の奇妙な変質」と評した。彼は一九〇二年には、「われわれはもはや、平静な気持ちで肉体的苦痛に向かい合うことなど考えられない。自分が苦痛に耐えることも、他者に苦痛を加えることも求めない。苦痛についての話が耳に入ると、道徳的にも肉体的にもぞっとする」と記している[219]。教義のなかの苦痛に関する古い考え方や意味づけを根こそぎにする英国国教会の変革の核心には、肉体的苦痛への嫌悪があった。

変革は、一八四〇年代にチャールズ・ダーウィンやジョージ・エリオットらが、英国国教会は教義のなかで、故意に痛みを利用しているのではないかという疑問を抱いたことから始まった。当時「信仰の危機」と呼ばれたこの疑問は、「自然選択」や「適者生存」などの決定論的な機構が世界を形成するという進化哲学の自然な帰結であったと説明されることが多い。しかし、ダーウィンらを主に悩ませていたのは、肉体的な劫罰の意味だった。業火による肉体の責め苦が永遠に続く場所としての地獄のイメージは、人間を愛し、恩寵を与える神の約束とは相いれないように思われた。そのような恐ろしい苦痛が、なぜ、神によって認められているのか？ ダーウィンは数年にわたってキリスト教の永遠の劫罰や原罪の概念と格闘した。一八五一年四月に幼い娘アニーが死去したことが、なんとか保たれていた彼の信仰を打ち砕いた。アニーは「天使としか言いようのない」子どもで、「小さな天使のように安らかに」死んでいった[220]。その瞬間、ダーウィンは信仰を失い、永遠の悲しみに囚われた。そして、キリスト教の信仰を持ち続けた妻のエマとは別の道をゆくことになった。

一八六〇年代には、肉体的苦痛に対する人々の嫌悪感は、ますます強くなっていた。英国国教会の副牧師であったが、その思想が異端とされ、のちにロンドンで有神論教会を設立したチャールズ・ヴォイジーは、次のような悲鳴を上げている。

私は、疑問に対する回答を迫る手紙に、文字どおり責め立てられている。この世にはなぜ、必要があるとは思えない苦痛がこんなにもたくさんあるのか？こんなに辛い事実を目にしながら、どうして善き神の存在と至高の支配を信じることができるだろう？どの手紙も、基本的に同じような議論をしている。信仰について話そうとすると、たちまちこの重大な疑問に突き当たってしまう[221]。

ヴォイジーだけではない。英国国教会の司祭にして神学者であったF・D・モーリスは、ロンドンのキングズ・カレッジにおいて、肉体的苦痛と刑罰に強く関係した永遠の劫罰についての教義を学生たちに教えることを拒否したことにより裁判にかけられた。

哲学者のハーバート・スペンサーは、一九〇四年に出版された自叙伝のなかで、苦痛に関する宗教的理解の根本的な変容について語っている。彼の説明によると、一八四〇年代の一般の人々は、神のことを「賛美されていればご機嫌で、自分の偉大さを絶えず褒めたたえていない被造物に腹を立てる絶対者」として理解していた。スペンサーは、当時の自分について、「アダムが神の命令に従わなかったことを理由に、その子孫の全員が罰を受けなければならないことが、完全に、そして、はかり知れないほど不当であるということが、はっきりわかっていなかった」と言っている。「どんなに厳格な主人でも、命令に従わない召使は解雇するだけである」。けれども「神は、自分が作り出した無数の生き物が永遠の苦痛を受けるのを冷たく見ている存在だった」[222]。スペンサーの生涯の間に、キリスト教の教義における苦痛は、肉体的な苦痛から精神的な苦痛へと変容した。そして地獄は、肉体的な苦痛を科される場から、精神的な苦痛を科される場へと変容した。

麻酔の過程は、それ自体が、魂に光を当てる手段となった。米国の自然主義者で詩人で作家のヘンリー・D・ソローは、一八五一年に歯科医のもとでエーテルを吸入し、それがもたらす啓示を経験した。彼は日記に、麻酔をかけられるとき、「あなたは意識がなくなりますよと言われる」と記している。

しかし、意識を失うのがどういうことなのか、誰にも想像することはできない。人がそのときに経験するものは、意識のある状態や、われわれが「この世」と呼ぶもののすべてから、なんと隔たっていることか。その経験の価値は、一つの生と別の生との隔たりを体験させてくれることにある。…あなたは地中の種のように広がってゆく。あなたは冬の樹木のように、根の中に存在している。旅をしたい人は、エーテルを吸入してみるとよい。いちばん遠くの星よりも、さらに遠くに行けるだろう[223]。

一八六〇年代になると、「麻酔による啓示」は哲学的な現象として理解されるようになった。これは主として、米国の哲学者にして詩人のベンジャミン・ポール・ブラッドの功績である。一八六〇年に歯科医のもとで笑気を吸入したブラッドは、そのときに体験した神秘的な現象の分析に生涯を捧げ、一八七四年に『麻酔による啓示と哲学の要点』を出版した。この書籍によると、麻酔による啓示を体験した人々は、麻酔から醒めるときに、「自分は最古の真実をつかんだ」という認識をもつという。彼らにとって、「人類の起源、意味、宿命などについて人々が作り上げてきた理論」は無意味なものとなる。麻酔は人を「霊性」に関する教えを超越したところに連れてゆく、というのがブラッドの主張だった[224]。英国の詩人で文学評論家のジョン・アディントン・シモンズもこれに同意し、「麻酔から醒める、まさにその瞬間、生が始まる前に、私は…いわゆる永遠の過程が始まろうとするのをかすかに見た」と言っている[225]。麻酔が神秘体験を誘発する力については、小説でも取り上げられた。一八八八年に出版されたギ・ド・モーパッサンの小説『水の上』の語り手は、片頭痛を治療するためにエーテルを吸入していた。

私の頭痛は消えていた。…眠ってはおらず、目覚めていた。私は理解し、感じていた。異常なほど正確に、深く、力強く思考していた。…知恵の木の実を食べたような気分だった。すべての謎が解き明かされたようだった。私は、新しい、奇妙な、反駁できない論理に支配されていた[226]。

哲学者のウィリアム・ジェームズは、麻酔と神秘体験の相互作用を分析した。麻酔は、重層的な意識を万華鏡のように変化する統一体として見ることを可能にし、対立や矛盾を解決し、生命の意味について深遠かつ永続的な洞察をもたらした。彼が一九〇二年に出版した『宗教体験の多様性』には、「麻酔を吸入する者は、最も深い真実を明かされたように感じる」と書かれている。笑気が洞察をもたらすというデーヴィーらの発見が、危険なほど革新的であるとして無視されたのは、そのわずか一世紀前のことである。

十九世紀を通じて、化学物質を吸入することの意味合いは一変し、麻酔は、外科手術の痛みを取り除くために日常的に利用されるようになっただけでなく、超越的な知識や宇宙の最古の真実に至る道としても利用されるようになったのだ。

こうして、ヴィクトリア女王の治世は、麻酔の進歩とともに幕を下ろした。麻酔は人道主義の象徴となり、外科手術に欠かせないものとなった。麻酔を普及させた革命的な哲学は、社会の構造と活動のなかで正当なものとされていった。ヴィクトリア時代の人々にとって、痛みからの解放は、医学と社会の目標として、近代文明の本質と共鳴するものになっていた。

第8章　二十世紀へ、そして未来へ

二十世紀を目前に控えたヴィクトリア時代の人々にとって、麻酔は、自分たちの時代の最良の成果の一つであった。一八四七年にクロロホルム麻酔が発見されてから五十年後の一八九七年、聖ジョージ病院に新しい手術室を開設したケンブリッジ公は、ヴィクトリア女王の治世に内科学と外科学ほど大きな進歩を遂げたものはほかにないと語った。その四年後の一九〇一年、女王の死去により「ヴィクトリア朝」時代は終わり、「エドワード朝」時代が始まった。エドワード七世の戴冠式は虫垂の膿瘍を理由に延期されたが、そのことを新聞で知った国民は、ヴィクトリア女王が戴冠式の前に同じ病気になっていたら、まったく違った展開になっていただろうとは考えもしなかっただろう。ヴィクトリア女王が即位した一八三七年の医学には、「虫垂炎」という言葉はなかった。彼女が未来の息子と同じ症状を示したら、胃痙攣か腸の痙攣と診断されていたに違いない。その場合、手術は危険が大きすぎるので、経過を見ながら待つしかなかった。運がよければ、膿瘍は数週間の経過で治癒しただろう。そうでなければ敗血症となり、ついには死が訪れ、歴史は変わっていただろう。

エドワード七世は、麻酔と消毒法と新しい外科手術の知識という恩恵を受けることができた。ジョゼフ・リスターが一八六〇年代に始めた消毒法は、外科手術のレパートリーを大きく広げ、胸部、腹部、脳などの手術も可能になった。鼠径ヘルニア、直腸癌、胃癌、虫垂炎などの古くからある医学的問題は、外科的に解決できるようになった。一九〇二年六月二十日、ロンドン病院の外科教授フレデリック・トレヴズは、キャヴェンディッシュ講演において、「今日、虫垂炎として知られる疾患が、十九世紀末に突如として出現したことは、医学の歴史上まれに見る出来事だった」と語った[227]*1。その四日後、トレヴズはエドワード七世の虫垂膿瘍のドレナージを行った。麻酔を行ったのはロンドン病院と聖ジョージ病院の麻酔科医フレデリック・ヒューイットで、クロロホルムとエーテルの混合麻酔が用いられた。この手術については広く報道されたが、「お大事に」のメッセージ以外、特に反響はなかった。エドワード七世の回復は早く、一九〇二年八月九日には戴冠式が行われた。

　ヴィクトリア時代の人々が誇らしく思うのはもっともだった。麻酔は、王族にも平民にも、どんな患者にも投与された。痛みを伴う手術は、西洋史の一部として語られるべきものになった。しかし、虫垂切除術のような新しい手術は、新しい麻酔の状態を必要とした。腹部の筋肉を弛緩させて反射を抑制し、外科医の手の中で腸がのたくらないようにしておかないと、切開した腹部を閉じることはほとんど不可能であるからだ。筋肉の反射を抑制するには深麻酔が必要だが、クロロホルムやエーテルを多量に投与することは、老人やある種の慢性疾患の患者には危険だと考えられていた。一八五八年にジョン・スノーが死去すると、ジョゼフ・クローヴァーをはじめとする数人の医師が、麻酔科専門医としての彼の仕事を引き継い

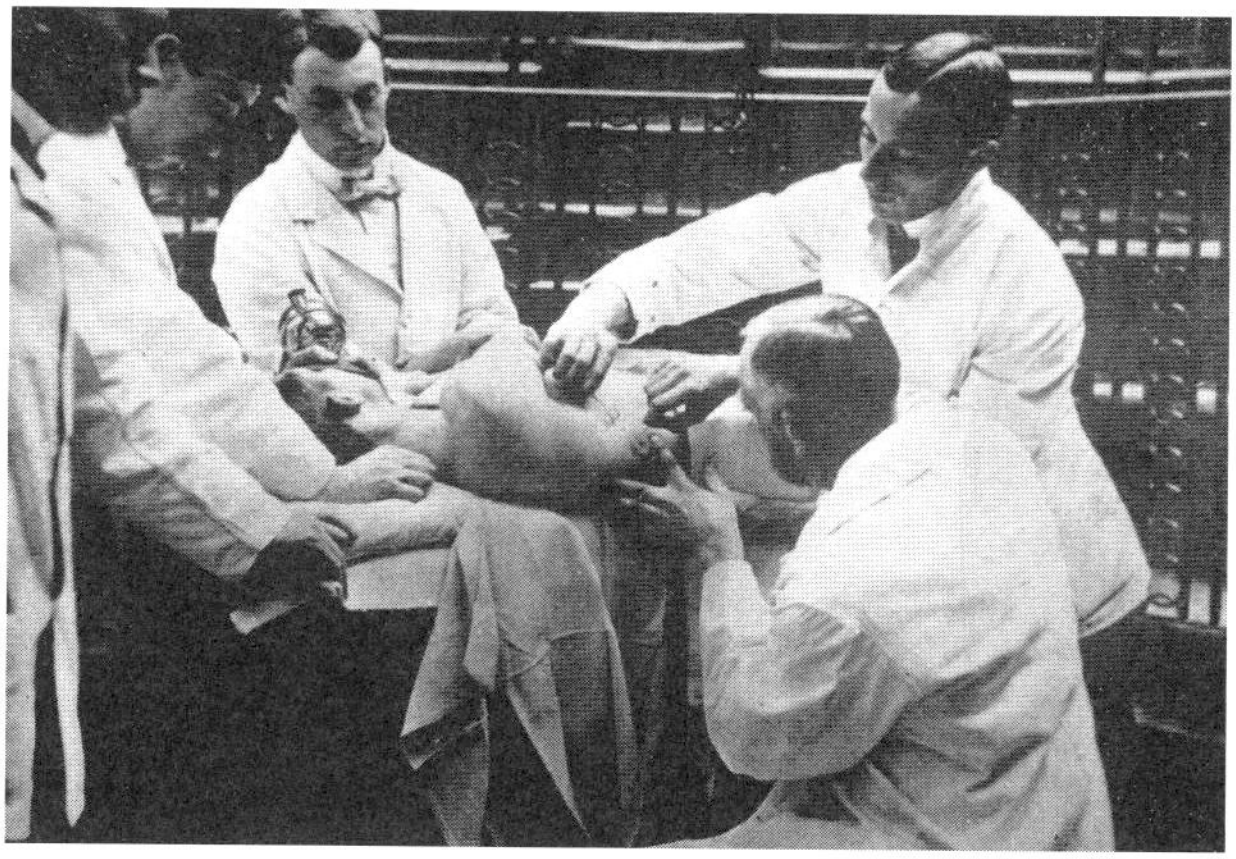

図14　1899年，ユニヴァーシティー・カレッジ病院で手術を行う外科医リックマン・ゴドリー
クローヴァー式吸入器か，その改良型を使って麻酔を投与しているのがわかる。ゴドリーは，1884年に若い男性の脳腫瘍を摘除したが，患者がのちに合併症で死亡したため，激しい非難を浴びた。

だ。クローヴァーは、一八四六年にリストンがユニヴァーシティー・カレッジ病院で初めてエーテル麻酔を使ったときにその場にいた人物で、のちにさまざまな麻酔器具を発明し、スノーと同じく神経質な患者を落ち着かせるのが上手だった。一八七〇年代以降、ロンドンの病院や地方の大きな病院では、麻酔科専門医と麻酔薬（亜酸化窒素、エーテル、クロロホルム）が、新しい手術に伴う各種の

＊1　米国の医師レジナルド・フィッツが、それまで「perityphlitis（盲腸周囲炎）」と呼ばれていた疾患が虫垂に原発することを明らかにし、「appendicitis（虫垂炎）」という言葉を作ったのは、一八八六年のことだった。

問題を、それぞれの方法で克服していった。しかし、英国の多くの地域では、麻酔科専門医以外の人々がクロロホルムを布にしみ込ませて使う状態が続いていた。本書の最後に、二十世紀以降、二度の世界大戦を背景に、こうした多くの問題がどのようにして解決されていったのかを、英国での国民保健サービス（NHS）の創設とからめて見ていこう。

トレヴズとその同僚らは、外科がめざましい進歩を遂げることができたのは、ひとえに麻酔のおかげであると言っていた。トレヴズは、麻酔が「以前なら夢でしかなかったような手術を可能にし、段階を踏んで複雑な手技を可能にすることで、外科の領域を大きく広げた」と語った[228]。別の見方をする人々もいた。ジョージ・バーナード・ショーは、一九〇六年の戯曲『医者のジレンマ』で、外科手術への「行きすぎた熱意」が不必要な手術を作り出した、と批判している。騙されやすい患者たちは、すっかり外科医に丸め込まれて、「クロロホルムのおかげで手術は痛くなくなった」と信じ込んでいる。クロロホルムは医学の新しい武器となり、外科医が患者から金を巻き上げることを可能にした。ショーの戯曲の主人公であるサー・パトリックは、医学界の名門であるウォルポール家の人々について、次のように語っている。

彼の父親は、患者の口蓋垂の先端を五十ギニー*2で切除し、その後一年間、毎日、喉に腐食剤を塗ったものだった。料金は一回につき二ギニーだった。彼の義理の兄は二百ギニーで扁桃を摘除していたが、やがて、その二倍の料金で女性を診るようになった。カトラー自身は、新しい手術の対象を見つけるために解剖学にいそしみ、ついに堅果状嚢と呼ぶものを見つけて、その手術をはやらせた。人々は彼に五百ギニーを支払って、それを取ってもらった。この手術には、散髪に行った程度の効果しかない可能性がある。けれども、手術を受けた人々は、自分がひとかどの人物になったように感じるらしい。今では、食事に出かけるたびに、近くの人からあれやこれやの無意味な手術の自慢話を聞かされる始末だ。

ショーの皮肉は手厳しいが、それでも、クロロホルムによる不可解な死という、麻酔に対する以前からの懸念については見て見ぬふりをしている。

クロロホルムは十九世紀に発見された三種類の麻酔薬のなかで最も危険だったが、二十世紀初頭になっても最もよく使われていた。亜酸化窒素（笑気ガス）は、一八六八年に麻酔薬として使われるようになって以来、おもに歯科医に使われていた。効果が早く生じて短時間で消えるところが、抜歯に向いていたからだ。エーテルは一八七〇年代に英国で再び使われるようになったが、これを用いるのは専門医だけだった。クロロホルムが不動の人気を保っていた理由は、麻酔の歴史のなかで特に興味深い問題である。クロロホルムは麻酔薬のなかで最も投与が容易で、たいていの場合、単純な構造のマスクにクロロホルムを滴下する方法で間に合った。ほとんどの麻酔薬が、専門医としての訓練を受けていない一般医によって使用されていたことを考えると、この性質は重要だ。クロロホルムの致死性については、医学界も一般市民も

＊2　一ギニーは二十一シリング、一ポンドは二十シリング

強い懸念を抱いていた。医師たちは、クロロホルムを投与した患者を死なせてしまうという職業上の試練に敏感になっていた。麻酔下での死亡は検死陪審の対象となり、患者に麻酔を投与した医師は、証人として自分の行為を弁護しなければならなかった。マンチェスターの検死官E・A・ギブソンは、「患者が麻酔を投与されたことにより死亡したのだとしたら、その毒物を投与した医師が患者を殺害したことになる。それゆえ、ある意味、彼は自分がしたことを正当化する必要があるのだ」と記している[229]。こうした裁判は、新聞でもしばしば報道されていた。それにもかかわらず、十九世紀の英国では、クロロホルムによる死亡事故を起こした医師が非難されることはなかった。英国の偉大な克己心が、麻酔の危険性を患者に忍容させたからである。痛みへの恐怖はクロロホルムによる死への不安よりはるかに大きく、クロロホルムによる死亡は、心配ではあるが麻酔につきものの危険として大目に見られていた。

しかし、大西洋の向こう側の米国、特に北部諸州の患者たちは、英国人とは違っていた。ボストンの外科医は、患者の訴訟好きについて幻想を抱いていなかった。外科医を相手どった医療過誤訴訟は珍しくなく、エーテルのほうが安全であることがわかっているのに危険性の高い麻酔薬（クロロホルム）を用いることを正当化することはできなかった。南部諸州では、危険について英国に近い考え方をしており、クロロホルムが使われ続けていた。けれども世界的には、クロロホルムによる死亡過程の解明は進んでおらず、クロロホルムは心臓を毒するのか、それとも呼吸を害するのかという、スコットランドとイングランドの間で以前から繰り広げられていた論争が続いていた。事態は、モスクやミナレットやバザールや橋が織りなす魅惑的な風景で有名な、インドのハイダラーバード藩王国で山場を迎えた。

英国陸軍の軍医エドワード・ローリーは、一八八四年にハイダラーバードの医学校（現在のオスマニア医科大学）の校長に任命され、その四年後にクロロホルムによる死亡について研究するための委員会を設立した。クロロホルムによる死亡のおもな原因は心臓ではなく呼吸であるとするスコットランド側の見解を支持していたローリーは、コノート公夫妻が出席する表彰式の日を選んで、クロロホルムによる死亡の原因は心臓にあるとするロンドン側の見解を攻撃した。委員会はイヌを使って一二八回の実験を行った結果、クロロホルムの影響下では呼吸機能が障害されやすいことを明らかにした。ローリーは、ロンドンの医学界がその原則を改めるまで、あるいはクロロホルムの使用をやめてエーテルに切り替えるまで、クロロホルムによる死亡は続くだろうと強調した。ローリーの挑戦に応じたのは『ランセット』誌だった。同誌は、エディンバラ大学の卒業生で、聖バーソロミュー病院の医師トマス・ローダー・ブラントンをハイダラーバードに派遣して、ローリーの主張を検証させた。ブラントンは以前、クロロホルムが心臓に直接作用して患者を死なせるという論文を発表していたため、彼の結論は最初から決まっているように思われた。しかし、彼から最初に送られてきた電報は、そうではないことを示唆していた。「四九〇匹のイヌ、ウマ、サル、ヤギ、ネコ、ウサギが使われた。…すべての記録を写真に撮った。…結果は示唆に富んでいた。クロロホルムの危険は窒息または過量であり、心臓への直接的な作用はない」[230]。ロンドンの人々は、この報告を聞いても意見を変えようとせず、『ランセット』誌は、「臨床的な観察をこれから行って今回届けられた結果について考察し、委員会による研究をできるだけ補足するのがよいだろう」と結論づけた。

同誌は、ロンドンの麻酔科専門医の一人であるダドリー・ウィルモット・バクストンに、医療現場での麻酔の使用状況に関する調査を指揮してほしいと依頼した。調査チームは、英国のベッド数が十以上のすべての病院と、ヨーロッパ、英国の植民地、米国、インドの大規模病院に、質問票を送付した。質問票には、「ふだんは、どの麻酔薬を、どのように投与していますか？」「死亡例について詳細に説明していただけますか？」「薬物は使いましたか？」「吸入器は使いましたか？」「先に停止したのは心臓と呼吸のどちらでしたか？」などの項目があった。バクストンらは一年かけて回答を集め、さらに二年かけて結果を分析した。予想外の知見はほとんどなかった。英国ではクロロホルムが最もよく使用されていて、通常はハンカチか布を使って投与されていた。個人負担の患者に対しても、クロロホルムが最もよく使われていた。クロロホルムによる死亡率は、依然としてエーテルよりも高かった。インドや熱帯地域では、クロロホルムが主要な麻酔薬だったが、なぜか、これによる死亡率は英国よりも低かった。この調査の結果を見て麻酔の使い方を変えた医師はほとんどいなかった。

一九〇一年、英国医師会は聖メアリー病院医学校の生理学講師オーガスタス・ウォラーを委員長とするクロロホルム委員会を設立した。このことがきっかけとなり、オックスフォード大学の化学者ヴァーノン・ハーコートは、クロロホルムの投与量を安全な範囲に制限する装置を考案した。それでも死亡事故はなくならなかった。一九一一年、生理学者のA・グッドマン・レヴィーがネコにクロロホルムを投与する実験を行い、浅い麻酔が心室細動を引き起こす場合があることを示して、クロロホルムによる死亡の謎を解いた。「このタイプの失神は、きわめて唐突に発症し、患者は一瞬にして生から死へと突き落とされる。

…心拍はまったく突然に停止し、顔色は蒼白になり、瞳孔は極端に散大し、顔面と身体には玉の汗が浮かぶ」と、レヴィーは記している[231]。不幸な事態を回避する唯一の方法は、常に脈拍に注意することだった。迫りくる危険の徴候は、不整脈が出たり脈がとんだりすることしかなかったからである。

レヴィーの研究は、麻酔だけでなく、心臓病学という新しい専門分野にとっても重要だった。それにもかかわらず、臨床は変化しなかった。一部の麻酔科医はレヴィーの発見をよく理解したが（レヴィーは、一九一二年の英国医師会の年次総会で発表を行い、一九一四年には王立医学会で発表を行った）、多くの医師は、レヴィーの動物実験を臨床現場に関連づけることはせず、クロロホルムの作用の複雑さは依然として謎であると考えていた。一九二二年、レヴィーはそれまでの発見を『クロロホルム麻酔』という書籍にまとめた。『タイムズ』紙の医学欄の記者は、この書籍が「麻酔薬の効果という問題の全体」に光を当てることを期待した[232]。聖ジョージ病院の麻酔科医ジョゼフ・ブロムフィールドは、「ほとんどの麻酔科医は、学生を指導する際、麻酔導入にクロロホルムを使用しないようにと教えてきた」と反論した。

その間もクロロホルム麻酔による死亡事故は、依然として新聞の見出しを飾っていた。一九二三年には、ロンドンのある病院が、クロロホルムによる死亡事故がわずか八週間で四十二件も発生したと報告した。銀行家で慈善家のサミュエル・ガーニーが港湾労働者のために設立したポプラー病院では、一日に三人もクロロホルムによる死者が出た。『ブリティッシュ・メディカル・ジャーナル』誌のある通信員は、「毎週毎週クロロホルムによる大虐殺が進んでいる」と絶望の声を上げた[233]。米国医学会の麻酔委員会は一九一二年に、クロロホルムは危険すぎてその使用を正当化できないと結論づけていた。

英国医師評議会は、一九一一年から麻酔の実習を必修科目に加えたが、この基礎実習を受けている医師はほとんどおらず、麻酔科専門医はまれな存在のままだった。一八九三年にロンドンで麻酔科医会が設立されたとき、そのメンバーはわずか四十人だった。米国では、第一次世界大戦前には麻酔科専門医は十人にも満たず、麻酔を行うのはたいてい看護婦だった。しかし、第一次世界大戦中に麻酔の技量不足が明らかになると、アーサー・ゲデルが簡単で安全な麻酔法の教育を始めた。ゲデルは一九〇八年にインディアナ大学を卒業して一般医になったが、次第に麻酔に興味を持つようになっていった。そして、大戦が勃発すると米国海外派遣軍に参加して、フランスのヴォージュ山脈の近くのヴィッテルという温泉地へ渡った。彼はそこで「麻酔の知識の嘆かわしいほどの欠如」に気づいた。後方基地病院のスタッフは、看護婦と、医学教育をほとんど受けていない陸軍医療部隊の下士官兵だった。ゲデルの解決策は単純だったが効果的だった。それは、さまざまな麻酔深度において、患者の身体がエーテルにどのように反応するかを図にしたもので、かつてスノーが麻酔過程について教えた内容を視覚化したものであるとも言える。麻酔を行うスタッフは、患者の呼吸、眼球運動、瞳孔、眼瞼反射などをこの図に照らし合わせてチェックし、麻酔が安全に行われていることを確認できるようになった。ゲデルは、数か所の後方基地病院を短時間ずつ頻回に訪問しては、問題を解決し、新人を訓練していった。彼は有名になり、ヴィッテルに駐屯する部隊の軍医は彼のことを「一、二日ごとに、猛々しいインディアンのようにバイクに乗ってやって来る」と言った[234]。ノースカロライナ大学の外科教授であるデヴィッド・A・デーヴィスは、戦争が終わって帰国した麻酔科医の大半が、麻酔の現状をどうにかしなければならないと感じていたと述べている。この戦争は、新しい麻酔の方法が発展するきっかけにもなった。

塹壕戦により顔や首に無惨な外傷を負った英国人兵士の多くは、フランスのソンムから英国へと後送された。英国のケンブリッジ大学と聖バーソロミュー病院で訓練を受けたニュージーランド人のハロルド・ギリスは、王立陸軍医療部隊に入隊し、ケンブリッジ陸軍病院の軍医官であるオールダショットに対して、顔面に外傷を負った兵士たちのために再建術の専門医が必要であると説いた。やがて、患者数が増えて手狭になると、ジョージ五世の妃メアリーの援助により、ケント州シドカップに新しい病院が設立された。それは、英国初の顔面外傷の専門病院だったが、扱う範囲は急速に広がり、熱傷、四肢外傷、先天性奇形なども診るようになった。一九一七〜二五年までの間に、ここで五千人以上の負傷兵が治療を受けた。

この病院の患者は、麻酔をかけるのが困難なことが多かった。顔面や首の負傷による呼吸困難から、直立した姿勢で手術を受けなければならない患者は多かったし、時には、マスクや吸入器を当てて麻酔をかけることさえできない患者もいた。戦争中に軍医官であったアイヴァン・マギルとスタンリー・ロウボサムは、一九一九年にこの病院に赴任してきた。ロウボサムは当時のことを、「突然、十分な訓練も受けずに、最も困難で危険な麻酔を行う仕事に放り込まれた」と回想している[235]。負傷兵の顔にマスクや吸入器を当てられないときには、直腸からエーテルを注入するのが一つの解決法となっていたが、この方法では麻酔の深度を調節するのが難しかった。ロウボサムによると、手術が終わってから覚醒するまでに二十四時間もかかった患者もいたという。こうした問題はマギルとロウボサムを刺激し、気管挿管の発明につながった。患者の気管にチューブを通して麻酔薬を投与する方法は、マウスピースやマスクを不要にした。麻酔科医と製造業者の協力により、あらゆる体形や体格の患者に合うように、少しずつ太さが違うチューブが製造された。巧妙な技術はこの病院の麻酔の問題を解決したが、負傷兵たちの顔をもとどおりにすることはできなかった。戦争による負傷者は、入院中は青い軍服を支給されていた。「ブラックキャット」というタバコの一九一九年のシガレットカードには、青い軍服を着た「トミー」が描かれ、この制服は英国の「名誉記章であり、あらゆる場所で尊敬された」という解説がついている[*3]。しかし、顔面を負傷した兵士たちは、嫌悪され、怖れられ、気の毒がられることのほうが多かった。シドカップの負傷兵のなかには、薄い金属製のマスクで傷を隠している者もいた。また、シドカップの街と病院を結ぶ道路には、地元の人々に注意を促すために青く塗ったベンチが置いてあった。青いベンチに座っている人は、顔に無残な傷跡があるかもしれないので、見て驚かないようにという意味である。兵士たちの顔の傷は、画家ヘンリー・トンクスの手で記録され、不滅の芸術作品にもなった。トンクスは外科医としての訓練を受けてロンドンの病院で働いていたが、医学を棄てて芸術の道へと進み、一九一七年にロンドン大学の美術科教授になった人物である。

　第一次大戦が終結した頃から、新たな発見により、麻酔に関する難しい問題のいくつかが改善されるようになった。その一例が筋弛緩の問題で、クラーレの使用によって解決された。クラーレは、南米で矢毒として数百年前から使われていた物質であり、医師には以前から知られていたが、長い道のりを経て、ようやく医学のために利用されるようになったのだ。

一八〇〇年代に、外科医のベンジャミン・ブローディーらが行った初期の実験により、クラーレは動物を麻痺させるが、呼吸が維持されているかぎり死に至らしめることはないことが明らかになった。フランスの生理学者クロード・ベルナールは、一八六〇年代に行った実験により、クラーレの作用が特異的で局所的であることを示した。この物質は、神経インパルスを抑制することで、筋を麻痺させる。クラーレは、狂犬病、破傷風、ストリキニーネ中毒の治療に有効であることが明らかになった。ライプツィヒのアルトゥーア・ラヴェンは、一九一二年に、麻酔をかけた患者に少量のクラーレを投与した。また、一九二〇年代に聖バーソロミュー病院で訓練を受けたニュージーランド人の麻酔科医フランシス・パーシヴァル・ド・コーは、亜酸化窒素麻酔の際にクラーレを併用すると便利であることを発見した。しかし、ラヴェンもド・コーも、こうした実験について広く発表することはしなかった。ニューヨークの製薬会社E・R・スクウィブが標準化したクラーレを製造することになったきっかけは、米国人の民族植物学者リチャード・C・ギルが多発性硬化症の症状を緩和するためにクラーレを使ったことだった。ギルは、エクアドルのアンデス山脈の東に数年間にわたって居住し、インディオの薬草学に習熟し、地元の呪術医の信頼を得て、彼らが毒矢を製作する様子を見たりしていた。しかし、一九三〇年代に本国で多発性硬化症と

＊3　シガレットカードは十九世紀末から二十世紀前半にかけてタバコの箱に入っていた絵入りのカードで、今日も熱心な収集家がいる。また、英国陸軍の兵士は「トミー・アトキンズ」という愛称で呼ばれている。

診断された。彼は、主治医である神経科医のウォルター・フリーマンと、クラーレを使って痙性麻痺の症状を抑えられないか議論した。ジャングルに戻ってクラーレを採集したいという情熱に燃える彼は、過酷なリハビリテーションを耐え抜き、ついに一九三八年五月に遠征に出発した。その五か月後、彼は約七十五種類の植物標本と十二キログラムのクラーレを持ち帰った。やがて、スクウィブ社がクラーレを買い上げて作用の規格化をし、一九四一年に「イントコストリン」という名称で市場に出した。

ニューヨーク大学医学部の麻酔科教授のエメリー・ローヴェンスタインの教え子である内科医のルイス・ライトは、スクウィブ社で働いているときにイントコストリンの潜在能力に気づいた。しかし、初期の実験の結果は、がっかりするようなものばかりだった。アイオワシティーの麻酔科医スチュアート・カレンは、イントコストリンをイヌに投与してみたところ、イヌたちは重い呼吸困難を起こし、窒息しそうになった。ニューヨークでは、のちにコロンビア大学内科外科学部の麻酔学科長となるE・M・パッパーが、これをネコに投与してみたが、ネコたちは喘息のような発作により死んでしまった。このような状況にもかかわらず、ローヴェンスタインは、パッパーがイントコストリンを患者に投与してみることに賛成した。米国市民の訴訟好きを考えると、これは驚くべき判断だった。残念ながら、イントコストリンを投与された患者たちは重い呼吸麻痺を起こし、医師たちは一晩中、人力で人工呼吸を続けなければならなかった。イントコストリンは電気ショック療法の際の筋肉の激しい痙攣を緩和するのにも用いられた。モントリオールホメオパシー病院の麻酔科長ハロルド・グリフィスは、ネブラスカ大学医学部の精神科医A・E・ベネットの研究に刺激を受けて、イントコストリンの可能性を追究した。グリフィスはのちに、「私は自分自身に言い聞かせた。イントコストリンがベネット博士の患者を死なせなかったのなら、われわれの患者にもほとんど害をおよぼさないはずだ。なぜなら、最大の危険は呼吸麻痺だと考えられたが、麻酔科医は当時から長時間にわたって呼吸を調節することに慣れていたからだ。そこで私はライト博士にイントコストリンを送ってくれるように頼んだ」と述べている[236]。彼と助手のイーニッド・ジョンソンは、浅くシクロプロパン麻酔をかけた患者にイントコストリンを使い、これに成功した。噂はたちまち広まった。

米国で最初の麻酔科教授であるラルフ・ウォーターズは、イントコストリンを亜酸化窒素麻酔に併用してみたが、これもうまくいった。英国では、ロンドンの救急医療隊で働く麻酔科医のヘレン・バーンズが、精神科でのイントコストリンの使用法を知り、これを使って喉頭の筋肉を弛緩させて気管挿管を容易にすることを思いついた。彼女はスクウィブ社からサンプルを取り寄せて、患者ではなく自分自身を被験者として実験を行った。二人の同僚医師が彼女にイントコストリンを注射した。それは「劇的な感覚だった」と、彼女は『ランセット』誌に投稿している。「すぐに目がかすみ、視覚はほとんど失われた」。麻痺のために垂れてきた眼瞼が「非常にうっとうしく、それとともに、極度の疲労を感じた。自分は死ぬのではないかと感じ、わずかな間、喉が締めつけられるような感覚があった」[237]。それでも、呼吸が浅くなっていく間、彼女の脈拍と血圧は安定していた。なんの悪影響もなく回復した彼女は、次の実験からは、亜酸化窒素やエーテル、チオペンタールで軽く麻酔をかけた患者にイントコストリンを注射し、喉頭にコカインスプレーを噴霧して、気管挿管を試みた。彼女の投稿に対して読者からさまざまな反響があったが、その一つに、「近代麻酔は不要になってしまうのか?」というものがあった。その読者は、気管挿管の際にイントコストリンを使うようになると、未熟な麻酔科医たちは、自分の腕を磨くことを怠り、薬物に頼るようになってしまうのではないかと危惧していた。気管挿管は「最高の丁寧さと忍耐強さと、喉頭の解剖と生理に関する十分な理解があって初めて完璧にこなせる手技」だった[238]。結局のところ、筋弛緩薬がもたらす問題は別のところにあった。

一九四五年までに、スクウィブ社によるイントコストリンの生産量は月産約十万本まで増えていたが、その大半は米国内で使用されていた。英国の麻酔科医たちは、英国のバロウズ・ウェルカム社が開発したd-ツボクラリンというアルカロイドを使っていた。d-ツボクラリンは、イントコストリンに比べてはるかに少ない投与量で、同程度の良好な結果を出すように思われた。しかし、一部の麻酔科医は、筋弛緩薬は身体を麻痺させるだけでなく、意識も喪失させると信じていた。一九四七年、ユタ大学の薬理学教授ルイス・S・グッドマンは、自分自身にイントコストリンを投与したときの経験を発表して、筋弛緩薬が意識は喪失させないことを証明した。同時期に、英国ではバロウズ・ウェルカム社の臨床研究部長のフレデリック・プレスコットが、麻酔科医のジェフリー・オーガンとスタンリー・ロウボサムとともにd-ツボクラリンの作用を分析した。プレスコットはみずから実験台になったが、それは恐ろしい体験だった。「意識があるのに体が麻痺していて息ができないのは、非常に不快だった」と彼は言っている[239]。筋弛緩薬が痛みを抑制するかどうかを確かめるため、プレスコットの体の毛深い部分に絆創膏が貼りつけられ、剝ぎ取られた。彼は強い痛みを感じ、筋弛緩薬は痛みを抑制しないことが証明された。筋弛緩薬が鎮痛剤の働きをするという説はすぐに否定されたが、一部の患者は、手術中に麻酔薬を中断されたために耐えがたいほどの痛みを体験した。一九五〇年には、ある患者が次のように報告している。

先生が私の腕に注射をしたあと、眠りに落ちたことを覚えています。けれどもしばらくして、腹部の激痛で目が覚めました。すべての内臓が掴み出されているような感じでした。私は叫びたかったのですが、自分の体のどの部分も動かせませんでした。先生方が胆嚢について話している声が聞こえ、それからまた、私は眠りに落ちました[240]。

筋弛緩薬は決定的な突破口となり、外科医が手術を行うときの状況を大幅に改善した。キース・サイクスとジョン・バンカーは、「新しい知識を身につけた麻酔科医たちは、患者を完全にコントロールできるようになり、外科分野の地平の広がりによく対応できるようになった」と述べている[241]。作用時間の短いバルビツール酸系薬物が用いられるようになると、患者たちの麻酔体験は大きく変化した。これらの薬物を静脈内に投与された患者は数秒で眠りに落ち、刺激臭のある麻酔薬を吸入するときの不快感を意識しないですむようになったのだ。最も有効だった薬物の一つはエビパン（ヘキソバルビトン）で、一九三四年にドイツのデュッセルドルフの臨床薬理学者ヘルムート・ヴェーゼによって開発された。ペントタール（チオペントン、今日ではチオペンタールとして知られる）は、一九三五年に米国で発売された。しかし、第二次大戦後になるまで、ほとんどの患者がこうした新薬の恩恵に浴することができなかった。なぜか？

英国では、両大戦間に麻酔科医の数が少ないままであった一方で、田舎の小規模病院やナーシングホーム*4で多くの一般医が麻酔を使用するようになっていたからである。専門的な訓練を受け、個々の患者や手術の必要に合わせて各種の麻酔薬や投与法を使い分けていた麻酔科医と、いまだに瓶入りのクロロホルムを布にしみ込ませて患者に嗅がせていた大多数の一般医との間には、大きな溝ができていた。米国では、数少ない麻酔科専門医の一人であるラルフ・ウォーターズが、一九二七年にウィスコンシン大学マディソン校に招聘され、臨床と薬理学と生理学の緊密な協同を特色とする麻酔学科を創設した。彼の取り組みは実を結び、新しい麻酔薬のシクロプロパンを開発し、二酸化炭素を吸収除去する閉鎖式麻酔回路を発表した。一九三〇年代には、ウォーターズの麻酔学科は「麻酔学のメッカ」として知られるようになった。彼は、患者に麻酔を行うのは看護婦ではなく麻酔科医であるべきだと主張していた点でも注目に値する。英国では、第二次大戦が契機となって大学での麻酔学研究が本格化した。

第二次大戦は国際的な悲劇だったが、英国で救急医療隊が設立されたり、麻酔のできる軍医を養成する必要が生じたりしたことは、その後の医療が発展するための基礎となった。ヒットラーの動向やムッソリーニの軍事行動について報道されるようになると、英国で最初の麻酔学科長となったオックスフォード大学のロバート・マッキントッシュが率いる革新的なチームへの注目が高まった。

麻酔の歴史にゴルフがかかわっていると言うと、奇妙に思われるかもしれない。自動車工場を営むウィリアム・モリス（のちのナフィールド卿）とロバート・マッキントッシュを結びつけ、オックスフォード大学に麻酔学科を誕生させるきっかけをつくったのは、二人のゴルフへの愛情だった。モリスは一九〇〇年代の自動車ブームにのって、オックスフォードシャーのカウリーにモリス・モーター・カンパニーを設立した。彼の事業は伝説的な成功を収め、一九二七年にはゼネラル・モーターズから約千百万ポンドでの買収を持ちかけられたが、モリスはそれを断った。同じ年、ゴルフ愛好家の彼は、オックスフォードシャーのヘンリーという街の近くのハンタークーム・ゴルフクラブを買い取った。このゴルフクラブには、ロンドンのガイ病院の関係者の何名かがよく訪れていて、マッキントッシュはその一人だった。彼は当時、ガイ病院での仕事のほかに、2人の同僚とチームを組んで、ハーレー街の歯科医院に出向いて麻酔をかける仕事もしていた。彼らは自動車を運転できる助手を雇い入れて、自動車に麻酔道具を積んであちこちのナーシングホームや歯科医院まで送迎させたほか、麻酔を行うときには、その手伝いもさせた。おそらく、このようなやり方をしているチームは、ほかになかったと思われる。彼らは地元の燃料会社であるメイフェア・ガス・ライト・コーク・カンパニーの社名をもじって、自分たちのことを「メイフェア・ガス・ファイト・チョーク・カンパニー」と呼んでいた[*5]。モリスは以前から医療に関心を寄せていたが、ゴルフを通じて親しくなったガイ病院の医師たちとのディナーの席での会話で、それがますます強まった。あるとき、モリスがロンドンで小さな手術を受けることになり、マッキントッシュが麻酔を担当

＊4　病院ではないが、適切なケアを受けることのできる医療・看護施設。
＊5　マッキントッシュは、ロンドンのメイフェア地区に住んでいて、彼らのグループはここを本拠地にしていた。

した。モリスは以前にも手術を受けたことがあり、そのときの麻酔を非常に恐ろしい体験として記憶していた。けれども、今回の手術はまったく違っていて、手術後に麻酔から目覚めた彼は、なぜ手術を延期したのかと尋ねたほどだった。マッキントッシュは最近発明されたばかりのエビパンを注射して彼を眠らせていたのである。患者が顔にマスクをあてがわれ、窒息の恐怖を感じながら麻酔薬を吸入する時代は終わった。モリスは、以前の麻酔との違いに大いに感心した。一九三六年、彼はオックスフォード大学の医学大学院に、内科、外科、産科、婦人科の講座を寄付する計画を語り、マッキントッシュは「彼らはまたもや麻酔科のことを忘れているというわけですね」とコメントした。おそらく麻酔学が近年どれだけ大きく進歩したかを知っていたモリスは、オックスフォード大学の上層部に圧力をかけた。多くの駆け引きを経て、マッキントッシュが麻酔学科長に任命された。「厄介なことになったと思いました」と、マッキントッシュは回想している。「当時は、国内のどこを探しても、麻酔学科長にふさわしい人物はいなかったのです。私にしても、科学的な知識といえば、エーテルには引火性があるという程度のものしかありませんでした」[242]。

新しい職務に対するマッキントッシュのアプローチは実際的で直接的だった。彼は雇用主の同意を得て、一九三七年のほとんどを勉強のための休暇とした。麻酔については正式な教育を受けていなかった彼は、ほかの大学、特に、米国ウィスコンシン大学マディソン校のウォーターズの麻酔学科を訪れて学んだ。一九三七年の終わりには、友人のイーストマン・シーハンのためにスペイン内乱の戦場に赴き、麻酔科医として六週間働いた。戦場でガスボンベが手に入らなかったことがきっかけとなり、マッキントッシュは、オックスフォードに戻ってから揮発性の液体麻酔薬を気化させる携帯型気化器を設計した。この装置は、ガスの濃度を調節して、一定量だけ麻酔薬を投与することができ、使用法も簡単だった。こうしてオックスフォード式気化器が誕生した。マッキントッシュが設計した気化器は、多くの点でスノーが開発した初期の吸入器の子孫と言えるものであり、原理は同じだが、はるかに洗練されていた。ナフィールド委員会の説明によれば、この気化器は「任意の液体麻酔薬のガスを一定の濃度で投与することができ、しかも、その濃度を思いどおりに変えることができる最初のもの」だった[243]。マッキントッシュはモリス・モーターズに働きかけ、一九四一～四七年の間に、数千個の気化器がカウリーで生産された。モリスは、第二次世界大戦中にこれらを軍に提供した。マッキントッシュがモリス・モーターズの技術を利用したのはこれが初めてではなかった。一九三七年に英国でポリオが流行したとき、麻痺により呼吸ができなくなった人々のためにできる唯一の治療法である人工呼吸器「鉄の肺」が不足すると、マッキントッシュはモリスに「鉄の肺」があれば彼らの命を救うことができると言って、英国内のすべての病院に供給できるだけの「鉄の肺」を製造させている。

一九三九年九月に第二次世界大戦が始まると、オックスフォード大学ナフィールド麻酔学科は、地方の病院のための麻酔施術と麻酔研究プログラムを開始した。マッキントッシュは、一九四一年に英国空軍准将として空軍での麻酔施術の責任を負うことになり、彼が率いるオックスフォード大学麻酔学科は英国の戦争遂行にとってきわめて重要な役割を果たすことになった。彼は各地の空軍病院における麻酔の実務を視察し、第一次世界大戦中に米国海外派遣軍に参加したアーサー・ゲデルと同じように、基礎訓練の欠如と装置への不慣れがいまだに麻酔の実務を損なっていることに気づいた。麻酔科専門医の資格を持つ軍医が五人しかいないという状況を改善するため、オックスフォード大学は、麻酔科専門医の資格を取りたいと希望する開業医のために年に二回の麻酔学の再教育課程を設けた。この課程には、毎回、軍人を含めて約四十五人の参加者があった。一年あまりで麻酔科専門医の資格をもつ医師の人数は倍増した。オックスフォード大学麻酔学科では、潜水艦内で呼吸可能な空気を維持する方法、酸素なしで飛行機から脱出するのに耐えられる限界高度（その高度は約一万一千メートルと見積もられた）、高高度からパラシュートで降下する際にハーネスによる圧力が呼吸に及ぼす影響、救命胴衣のデザインなど、戦争にかかわるさまざまな問題に取り組む研究プログラムが進められた。麻酔科医はここでも積極的に実験台になった。例えば、ファーンボロの英国空軍航空研究所の麻酔科医エドガー・A・パスクは、新しいデザインの救命胴衣の実験台になることを志願した。当時の救命胴衣には、水中で装着者の顔が下向きになってしまうという欠点があり、この点を改善する必要があった。マッキントッシュはロンドンのイーリング・スタジオの映画撮影用プールで荒れた海面を再現し、エーテル麻酔をかけたパスクをそこに何度も投げ込んで、救命胴衣の性能を検証した。高高度を飛行するときに酸素と葉巻を同時に吸えるような方法を考案してほしいとウィンストン・チャーチルから依頼されたときには、パスクの駆け引きの手腕と技術的な熟練の両方が試された。パスクは、シガーホルダーの側面に酸素を送る管をつけた装置を製作したが、「われわれの試みはうまくいきませんでした」とマッキントッシュに報告している。

問題は、口にくわえたシガーホルダーの端をたまたま舌でふさいでしまったときに、装置がうまく作動しなくなってしまうことでした。逆流防止弁が完全ではないため、酸素はウィンストン・チャーチルの体内に向かわず、弁を逆流して火のついた葉巻に入ってしまうのです。そうすると、葉巻は白く明るい炎をあげて激しく燃え、何が起きたのかもわからない間に、約一インチの高級ハバナ葉巻が燃え尽きてしまいます[244]。

戦争は、専門医が麻酔を行うことの利点を実証することになった。のちに英国アイルランド麻酔科学会の会長になるフィリップ・ヘリウェルは、「戦争が長引くにつれて、どちらの側も、熟練した麻酔科医は未熟な外科医の技量不足をカバーできるが、熟練した外科医は未熟な麻酔科医の技量不足をカバーできないことを理解するようになった」と述べている[245]。一九四一年十二月には、日本の爆撃機がハワイの真珠湾に停泊していた米国太平洋艦隊の艦艇を奇襲して約三四〇〇人の死傷者を出し、多くの手術が必要になった。すさまじい外傷と不利な手術環境に鑑み、麻酔薬としてペントタールが単独で使用されることになったが、のちに、この判断が高い死亡率につながったことが判明した。こうした事態は、訓練の徹底と学問的基礎の確立を求める麻酔科医の声をますます大きくしていった。

一八九三年にロンドンで設立された麻酔科医会は、一九〇八年に王立医学協会に併合されてその麻酔科部門となったため、規則上、学術的な問題に関する議論のみを行い、政治的な活動をすることはできなくなった。一九二三年に『英国麻酔ジャーナル（ＢＪＡ）』が創刊されると、この雑誌が、麻酔実務の水準の低さや麻酔科医の地位の低さに対する職業的懸念を代弁するようになった。一九三二年にバーミンガムの麻酔科医ヘンリー・フェザーボーンが麻酔科学会を設立したことで、こうした状況を改善するための継続的な取り組みがようやく始まった。第二次世界大戦後の一九四六年に、英国の国民保健サービスが創設されて、麻酔がすべての病院グループの中核的な機能の一つとされたことは、麻酔科にとって有利に働いた。麻酔科医は、この追い風にうまく乗った。それまで、麻酔科医が取得できる唯一の学術的資格だった麻酔科専門医の資格は、王立内科医師会と王立外科医師会の共同委員会によって管理されていた。しかし、一九四八年に王立外科医師会に麻酔部門が創設されると、最初の半年間で七百人もの会員が集まった。一九五三年には、麻酔科医として実務に携わってきたことを証明する麻酔科指導医の資格も創設された。その後も麻酔科の独立性はさらに強まり、一九八八年には麻酔科医協会が設立され、その四年後には王立麻酔科医協会となった。

こうして麻酔学が象牙の塔に迎え入れられた一方で、その実践には依然として問題が付きまとっていた。神経ブロックにより特定の部位を麻痺させる局所麻酔や脊髄くも膜下麻酔が一九二〇年代に導入されると、全身麻酔を使わないでよい場合も出てきた。一九三〇年代にはシクロプロパンやエチレンが導入されて、麻酔薬の範囲も広がった。しかし、エーテルと同じく、これらの物質にも引火性があった。手術用の電気機器が急速に発達したことは、手術室で爆発が起こる危険性を高め、懸念は大きくなっていった。一九三〇年には、マンチェスターの麻酔科医K・B・ピンソンが、麻酔薬の引火による火災や爆発が、毎年、少なくとも百件は起きていると見積もっている。一九四四年には、英国保健省が、麻酔薬の爆発に関する調査委員会により起草された警告書を、すべての手術室に配布した。同省は、一九五六年に麻酔薬の爆発に関する作業部会を設置して、一九四七～五四年までの間に六百万本の爆発性の麻酔薬が使用され、三十六件の引火事故が発生し、三人が死亡したと結論づけた。揮発性で麻酔作用があり、毒性や引火性のない、新しい麻酔薬が必要であることは明らかだった。

ハロタンは、一九五〇年代に英国のインペリアル・ケミカル・インダストリーズ（ＩＣＩ）社のウィドネス研究所の化学者と薬理学者と麻酔科医が協力して開発した最初のデザイナー麻酔薬である。ＩＣＩ社は第二次世界大戦後から薬物設計に本腰を入れていて、一九四四年には独立した部門も設立していた。大成功を収めたハロタンは、ＩＣＩ社のこうした取り組みの成果である。ウィドネス研究所では一九三〇年代から冷却剤やエアロゾルとして使用するために各種のフッ素化合物が開発されていたが、これらは以前から強力な麻酔薬になる可能性があると言われていた。一九五一年、フッ素化合物のなかから揮発性麻酔薬を探し出そうというアイディアが再登場した。これを提案したのは、ＩＣＩ社の一般化学物質部門の研究部長に新たに就任したジョン・ファーガソンだった。ファーガソンは、同社のアルカリ部門に所属していた一九三〇年代に、サイロに貯蔵されている穀物を食い荒らす害虫を駆除する燻蒸剤になる揮発性化合物を探したことがあった。彼は、この化合物が昆虫に麻酔作用を及ぼすことに気づいた。昆虫たちは一時的に意識を失い、動かなくなったが、のちに回復したのである。研究を進めるうちに、彼は、麻酔作用を得るために必要な化合物の投与量は、容量百分率ではなく、熱力学的活性（相対飽和度）と呼ばれる熱力学的関数によって決まることに気づいた。ファーガソンは、研究所のチャールズ・サックリングという若手化学者に自分の麻酔薬研究を見せて、意見を求めた。サックリングは麻酔の歴史を調べて、ファーガソンより一世紀近く前にスノーが同じ結論に到達していたことを発見し、皆を驚かせた。こうして、新しい麻酔薬探しが始まった。

このプロジェクトは、当初から全体像を明確にしたうえで集中的に進められた。ファーガソンの麻酔の理解は、プロジェクトの鍵になった。これによって、任意の化合物について動物実験を行う前に、麻酔導入に必要な化合物の濃度を見積もることができたからだ。サックリングのフッ素化合物についての知識は、実験に用いる化合物の選択に役立った。彼は、M・H・セヴァーズとウィスコンシン大学マディソン校の高名なラルフ・ウォーターズが一九三八年に発表した論文にも強く影響されていた。その論文は「理想的」な麻酔ガスの基準を考察するもので、患者、外科医、麻酔科医、製薬会社のそれぞれの立場から考えることの大切さを強調していた。多様なニーズへの意識が、サックリングの研究を適切な方向に導いた。彼が金の鉱脈を掘り当てるのに、そう長くはかからなかった。九番目に試したハロタンは、有望そうに見えた。サックリングはこれをブラックリーにあるICI社の薬学研究所の薬理学者ジェームズ・ラヴェントスに送った。サックリングはのちに彼のことを、「聡明で、茶目っけがあり、彼のクスクス笑いは周囲の人々に伝染し、ものごとに確信をもてるまではあくまでも慎重にふるまう」人物であると評している。ラヴェントスもサックリングと同じアプローチを採用していて、すでに、理想の麻酔薬が満たすべき薬理学的基準を明確にしていた。彼は、長い時間をかけて多くの動物実験を行い、ハロタンの卓越した薬理学的性質、すなわち、引火性がなく、毒性もなく、強力で、導入と覚醒がスムーズであることを確認した。ラヴェントスによる動物実験の供覧を詳細に検討したマンチェスター王立病院の麻酔科医マイケル・ジョンストンが、ハロタンの最初の臨床試験を行った。ジョンストンは、インターン時代に先輩医師から麻酔薬の投与法を習ったときに、「クロロホルムをマスクに滴下して…患者の顔色が悪くなったら私を呼びなさい」と教えられたという[246]。彼がクロロホルムを投与したところ、果たして患者の顔色が悪くなった。そこで彼は先輩医師を呼びに行ったが、その医師もどうすればよいかわかっていなかった。その瞬間、ジョンストンの人生が決まった。彼はその後、麻酔科専門医になることを選んだ。

一九五六年一月二十日、ジョンストンの臨床試験を見てきたラヴェントスはサックリングに電話をかけて、「今朝、マンチェスター王立病院で、初めてハロタンが人間に使用された。今のところ、文句なしの結果が出ている」と教えた。サックリングはファーガソンとＩＣＩ社の経営陣に、そのことを報告した[247]。一九五六年九月には、ジョンストンは約五百例の成功を報告した。「最初の数例が終わった頃にはもう、自分たちが既存のどの麻酔薬ともまったく異なる薬物を扱っていることがはっきりわかった」[248]。臨床実験は、範囲を広げてほかの施設でも行われ、一九五七年の秋には、世界の市場で「フローセン」（ハロタンの商品名）が発売された。一九五八年には数千例のハロタン麻酔が成功していた。この時点で、ハロタンと直接関連した死亡例や術後の合併症の報告はなかったが、まったく違う事態になっていた可能性もあった。実は、一九五六年一月二十日の手術の予定表では、最初のハロタン麻酔は別の患者に対して行うことになっていたのだが、この患者は直前になって被験者から外されたのだ。翌朝、患者が目を覚ますと黄疸が出ていた。もしこの患者にハロタンを使っていたら、ハロタンは肝機能障害の原因にされていたところだった。

ハロタンの成功には、サイプレーン社という小さな新興企業が決定的に重要な貢献をした。サイプレーン社は、ＩＣＩ社の協力を得て「フローテック」という装置を設計し、発売したのだ。フローテックは目盛りどおりに流量を調節できる気化器で、ハロタンの臨床使用に必要とされる低濃度の調節を秒単位で行うことができた。けれども一九六二年に、数人の患者がハロタン麻酔後に肝機能障害を起こした。それは、安全な睡眠薬として販売されていたサリドマイドが約五千人の妊婦の胎児に奇形を生じさせたことが明らかになってから数か月後という時期であったため、ハロタンの安全性についても強い疑問が生じた。米国では、スタンフォード大学麻酔学科長のジョン・バンカーを委員長とするナショナル・ハロタン・スタディーが始まった。委員会が一九六九年に出した結論は、ハロタン麻酔は肝障害を引き起こす可能性があるが、そのようなケースはごくまれであるというものだった。この結論が出る前の一九六七年十二月には、南アフリカ共和国のケープタウンでクリスティアーン・バーナードが人間から人間への心臓移植を世界で初めて成功させたが、その麻酔にはハロタンが使われていた。一九七三年には、サックリングとラヴェントスが、米国フィラデルフィア市からジョン・スコット・メダルを贈られた。この賞は、「有益な発明をした男女」に贈られるもので、ペニシリンを発見した細菌学者のサー・アレクサンダー・フレミングや、放射線の研究で知られる物理学者のマリー・キュリーも受賞している。エーテルの引火性とクロロホルムの毒性という古くからの問題を解決したハロタンは、麻酔薬の歴史のなかで重要な位置を占めている。それは、戦後の製薬工業のめざましい発展の成果と言えるが、ハロタンを合成した科学者や、その化学的特性に効力と安全性という新しい基準を追加した麻酔学者の貢献も忘れてはならない。ハロタンは今日、発展途上国ではまだ広く使われているものの、欧米では導入・覚醒時間がさらに短い新しい麻酔薬に取って代わられている。こうした新しい麻酔薬は日帰り手術を増加させた。一九九四年には、米国で行われる手術の六十パーセント以上が日帰り手術であり、英国でもその比率は急速に高まっている。

ＩＣＩ社がハロタンの開発に取り組んでいた頃、英国では、出産事情の変化により、産科麻酔にも新しいチャンスがめぐってきた。ナショナル・バースデー・トラスト基金は、母体死亡率を下げるなどの目標を掲げて、一九三〇年代から分娩時の除痛を普及させるための運動を繰り広げていた。一部の病院では、産婦はよい待遇を受けていた。ロンドンのクイーン・シャーロット病院では、一九三〇年にはすでに九十パーセント以上の産婦が無痛分娩をしていたという。しかし、ほとんどの産婦は助産婦の手を借りて自宅で出産していた。そして、クロロホルムは医師しか使用できなかったため、こうした産婦には除痛は行われていなかった。一九三三年にリヴァプールの麻酔科医Ｒ・Ｊ・ミニットが、患者が自分で麻酔ガスと空気を吸入できる「エントノックス」という装置を発明すると、やがて助産師もこれを使用することが認められた。国民保健サービスが発足してから十年が経過し、病院での出産件数が増えてくると、特定の分娩には麻酔科のコンサルタント医も参加するようになった。病院では、麻酔科専門医による硬膜外麻酔が一般的な除痛法になり、今日もそれは変わっていない。同じ頃、麻酔科医は新しい治療・看護法を開発し、これはのちに集中治療室（ＩＣＵ）の基礎となった。

デンマーク人の麻酔科医ビョルン・イプセンは、一九五二年にコペンハーゲンでポリオが流行したときに、新しい換気法を開発した。彼が治療したポリオ患者は、麻痺により脊髄反射だけでなく嚥下反射も消失していたが、当時の人工呼吸器では分泌物が肺に入るのを防ぐことができなかった。そこで彼は、気管切開を行い、気管チューブを麻酔用の人工呼吸器回路に接続して誤嚥を防ぐことを思いついた。そうすれば、呼吸バッグを手で押して肺を換気することができるが、治療中は、一日二十四時間、二〜三か月にわたって用手換気を続ける必要があった。そのために必要とされる人手は途方もなく多く、絶対に治癒させるという強い意志が必要だった。デンマークの医学生と歯学生は六時間交代でこの作業にあたり、流行のピーク時には七十人もの患者が用手換気されていた。彼らの努力の甲斐あって、患者の死亡率は約八十パーセントから二十五パーセントまで低下した。この新しい方式は、その後、呼吸器障害だけでなく外傷、頭部損傷、薬物過剰摂取などの患者にも用いられるようになった。再び、外科手術からの新たな要請により、新しい麻酔の手技や技術が誕生した。一九六〇年代後半以降、機械的換気と患者の全身状態（神経系、呼吸器、循環器、消化器など）の正確な観察は、開心術にとって欠かせないものとなり、そこからＩＣＵの基本的な構造が決まった。

二十一世紀の今、ほとんどのＩＣＵは麻酔科医によって管理されている。慢性疼痛管理（ペインクリニック）もそうである。慢性疼痛へのアプローチは一九五〇年代に大きく変化した。これにも戦争が関係している。米国の麻酔科医ジョン・ボニカは、医学部学生時代にはプロレスで学費を稼ぎ、第二次世界大戦が始まると、若くしてマディガン陸軍病院の麻酔科医長となった。この病院のベッド数は七七〇〇床もあり、多くの患者が入院していたが、その大半が四肢切断術や神経損傷のあとの痛みに悩まされていた。

ボニカはこうした患者の痛みを軽減しようと努力し、同僚の医師に助力を求め、毎週の会合で所見や意見を共有した。これが、脳神経外科、神経内科、精神科などの幅広い専門分野を結集して患者の痛みを管理しようとする、新しい学際的なアプローチの始まりだった。ボニカは、その権威ある著書『疼痛管理』（一九五三年）において、「どの医師にとっても、痛みを適切に管理することこそが最も重要な義務であり、主たる目的であり、最高の業績である」と記している。彼はのちに、学際的なアプローチによるペインセンターをワシントン大学内に設立し、一九七四年には国際疼痛研究学会を創設した。

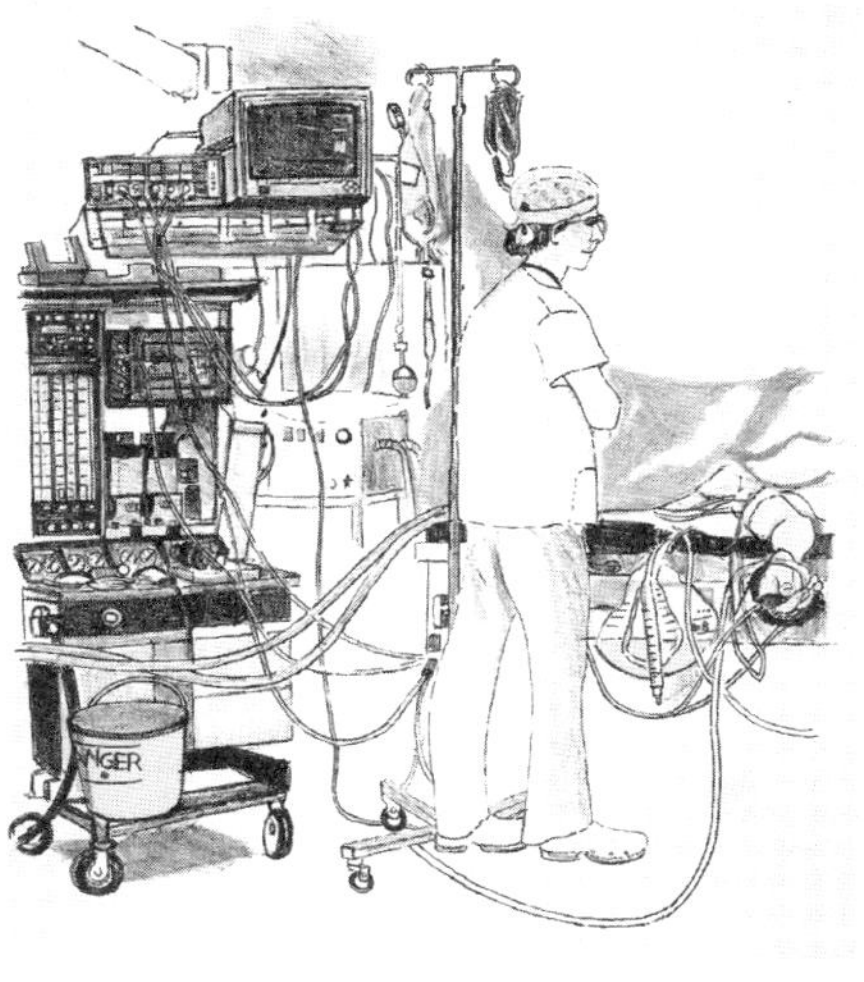
図15　現代の麻酔科医は麻酔技術に支えられている。
チェルシー・アンド・ウェストミンスター病院（1996年）。（The Wellcome Library, London）

慢性疼痛に苦しむ患者のためのペインクリニックは、現在、日常的な医療の一部になっている。すべての患者の痛みを緩和できるわけではないが、患者が慢性疼痛の緩和を求める権利をもつことが疑われることはない。疼痛緩和に対する宗教的・道徳的な反対の残滓は、二十世紀の前半に消えた。一九五七年二月にはローマ法王ピウス十二世が、「麻酔を使用することは道徳的に許される。…痛みを防いだりやわらげたりしたいと望む患者は、良心に恥じることなく、科学が見出した手法を用いることができる。…キリスト教徒の克己や内面の清浄さの義務は、麻酔を使用することの妨げにはならない」と認めた[249]。

二十世紀の前半にはまだ、死にゆく患者の肉体的苦痛の問題が残っていた。医師たちは、こうした患者に対しても、アヘン剤を大量に処方することに消極的だったからである。近代ホスピス運動の創始者であるシサリー・ソーンダーズは、一九六四年に、聖ジョゼフホスピス*6で九百人の患者について調査を行い、一部の患者から、以前の病院で味わった恐ろしい苦痛についての話を聞いた。ある患者は彼女に、「前の病院では痛みがあまりにもひどかったので、誰かが部屋に入ってくるたびに、私は『触らないで！側に寄らないで！』と叫んでいました」と語った[250]。アヘン剤を定期的に投与するというソーンダーズの養生法は、痛みを防ぐのに非常に効果的だった。彼女は、一八八〇年代に安楽死に関する書籍を出版したウィリアム・マンクと同じように、終末期の患者が麻薬中毒になってしまうという考え方は迷信であると主張した。ソーンダーズは全人的な介護の先駆者で、患者の苦痛に配慮するのは重要だが、死期が迫っていることによる精神的なストレスや、患者の家族が何を必要としているかにも目を向けるべきであるとした。彼女は一九六七年に聖クリストファーホスピスを設立した。最初の一年間には五十四人を入所させ、同様の事業に道を開いた。二十一世紀の今、緩和ケアは死の床での苦痛を取ることにおおむね成功しているが、安楽死の原則をめぐる道徳的な論争は依然として続いている。

今日の麻酔の世界は、エーテルやクロロホルムを使っていた初期の麻酔の世界とは、まったくの別物のように思われる。マスクに代わって注射針が用いられるようになり、麻酔科医は、鎮痛、意識消失、筋弛

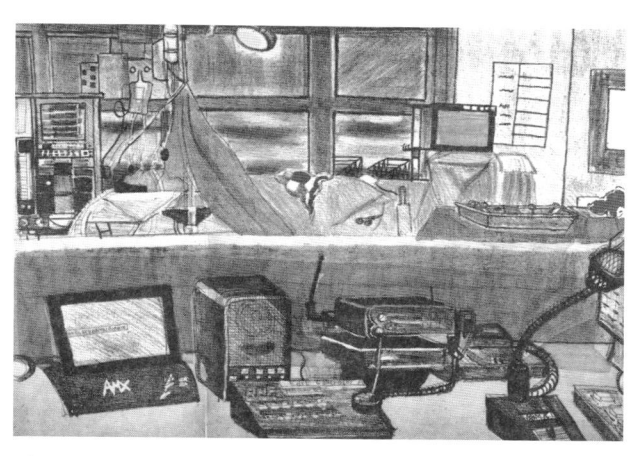

図 16　2000 年に麻酔訓練のために開発されたチェルシー・アンド・ウェストミンスター病院のバーチャル手術室「イーグル・シミュレーター」。（The Wellcome Library, London）

緩、鎮静など、異なる作用をもつ薬物を組み合わせたバランス麻酔を実践している。日帰り手術の割合は年々増加し、局所麻酔で行われる手術の件数も増えた。一九八〇年代以降は、麻酔科医が指で患者の脈を触れ続けている必要もなくなり、ピーピーと音をたてたり、ピカピカと光を点滅させたりするモニターがそれに代わった。

新しい薬物と新しい麻酔法は、麻酔を原因とする死亡率を大幅に低下させ、現在では十万件当たり一件程度になっている。二〇〇〇年には、ロンドンのチェルシー・アンド・ウェストミンスター病院のマーヴィン・メイズのチームが、麻酔と集中治療の訓練のためのバーチャル手術室「イーグル・シミュ

＊6　当時のホスピスは修道女が貧しい病人の世話をする場所だった。

レーター」を開発した。

いくつか気になる問題も残っている。全身麻酔下で手術を受ける患者のおよそ〇・二パーセントに、麻酔薬の供給が途切れることによる術中覚醒が起きているのだ。また、英国では、毎年百万～二百万人の患者が術後に嘔吐している。一九九七年の監査委員会の報告によると、日帰り手術を受けた患者が予定外の一泊二日の入院をすることになる第一の原因が、術後嘔吐であるという。これは患者を苦しめるだけでなく（ある研究によると、患者は、悪心嘔吐に苦しめられるよりは、少々の痛みを我慢するほうがましだと考えているという）、国民保健サービスの財政にも影響を及ぼす。

現代の麻酔と一八四〇年代の黎明期の麻酔との最大の共通点は、その作用機序が明確に説明されていないことである。われわれは、麻酔によって脳のどの構造が影響を受けるかはよく知っているが、そのなかでどの構造が特に重要であるかは知らない。また、麻酔によって細胞内の過程や分子がどのように変化するかは知っているが、そのなかでどの変化が特に重要であるかは知らない。そうした疑問に答えるためには、例えば、神経と心の関係、特に意識と無意識の状態について、もっと多くの知識が必要である。われわれは麻酔を科学の枠組みのなかに位置づけているが、この枠組みそのものが一八四〇年代から今日までの間に劇的に広がっている。無意識の過程は、神経生物学、神経生理学、生理学、心理学、および、比較的新しい認知科学などの対象となってきた。しかし、無意識状態のときに心に起きていることを説明するのは依然として困難である。これから麻酔を受けようとする人が恐怖を感じるのは、すでに知られている危険性のためというより、麻酔の機序の本質が不明であるためなのかもしれない。われわれは、エーテルやクロロホルムを最初に吸入した患者と同じ疑問を抱いている。意識が失われていくときに、心には何が起こるのだろうか？満足のいく答えは見つからず、それぞれの経験について、互いに相いれない説明があるばかりだ。無意識という影の領域への旅と、その場の風景は、きわめて個人的なものであり、科学的に記述するのは難しい。おそらくこのような理由から、麻酔の施行は、科学であると同時に芸術でもある。実際、麻酔を受ける前の患者の不安を取り除くために、芸術を利用している病院もある。一九五九年、チェルシー婦人病院は、患者が麻酔導入まで落ち着いた気持ちでいられるようにと、画家に依頼して麻酔導入室に天井画を描いてもらった。患者の安全は麻酔科医の科学的知識と技能にかかっている。けれども、未知の領域に旅立つ患者が落ち着いた気持ちでいられるかどうかは、麻酔科医の微笑みや体に触れる手が信頼感を呼び起こすかどうかによって決まる。

最後に、カリフォルニア大学の医師で詩人のデヴィッド・ワッツの詩を紹介しよう。彼の詩句は、旅を始めるにあたって患者と麻酔科医の双方が感じる心細さをよくとらえている。

静脈注射を始める：麻酔

私はこれが得意だ
出された腕は軽く曲げられていて、その静脈は
真っ直ぐに伸び、よく膨れて、
アルコールにぬれ、透きとおっている。私の指は
なめらかな皮膚の上を滑り、
浮き出た血管をたどる

彼は大丈夫ですと言う
けれども私には
彼の筋肉に力が入っているのがわかる。私は彼に言う
私がいちばん上手なんですよ
すると彼の力が抜ける
少しだけ

針は
皮膚の下にすっと入り、その切っ先は
静脈に沿って滑り込む
そこで私は針を止め
彼に力を抜くように言う。針はそのまま待っている
口吻を突き刺したままとまっている
蚊のように

膨らんだ血管に向かって
針の先を押す
壁がたわみ、
一瞬だけ抵抗があり、それから
降伏するかのように抵抗がなくなり、
血液の柱が
管に入ってくる

ここでぐずぐずしてはいけない、

私自身の恐怖、
麻酔への、そしてコントロールできなくなることへの
恐怖に負けてはいけない。
彼は下りてゆきたいのだ
速やかに、いちいち止まって
自分が離れてゆくのを感じたりしないですむように。
彼のすべてを委ねられ、
私は彼を下ろしてゆく。

監修者あとがき

その昔、手術室の床は藁が撒いてあり、手術台には前の手術の血液がこびりついていたと言います。藁は飛び散った血液を掃除しやすいように、それとも流れた血液で足が滑らないようにするためかもしれません。しかし、藁でホコリだらけの手術室は考えものです。手術の際は、力の強い男性が数人がかりで患者を押さえ、外科医は大きなナイフを使っていきなり切り、出血は焼きごてで処理していたとのこと。鉗子で血管をはさみ、糸で縛るようになったのは後のこと。以上のようなことはいまや想像外ですが、本書に書かれた百六十年前の麻酔も想像することはなかなか難しいです。麻酔薬としてのエーテルは、すでに日本では製造されていません。私が麻酔を始めたのは一九七四年ですが、私より少し上の世代はエーテル麻酔で手術をしていました。私はエーテルで麻酔をするのを一度しか見たことがありませんが、ついこの間までエーテルを好んで使う施設があったと聞いています。しかし、その施設でも本書に書かれたようにハンカチでエーテルを嗅がせていたわけではありません。静脈麻酔薬と筋弛緩薬を使って導入し、気道確保、その後の麻酔をエーテルで維持していたはずです。酸素を使わない麻酔など怖くてできません。

西洋人から見て極東の国である日本の麻酔にまったく触れられてないのは仕方ありませんが、寂しいことです。華岡青洲がエーテル麻酔発見以前に麻酔をしていたと知っていたら、作者はどんなことを書いたでしょうか。青洲は一八〇四年に自ら作った麻沸散を使用して乳癌の手術をしたと言われています〔松木明知「麻酔科学のルーツ」(二〇〇五年、克誠堂出版)〕。青洲は乳癌の手術をするにはその痛みを除去する方法を考えないと実施できないと思い、麻沸散を作ったと言われています。手術に使うまでに二十年以上の研究をしたそうです。欧米のようにすでに行われていた手術に麻酔を使用してみたのとは大いに違います。青洲の人を行う気持ちと簡単に言ってよいのかわかりませんが、優しい心根が伝わります。

日本に西洋の麻酔を紹介したのは、蘭学者杉田成卿(玄白の孫)と言われています〔松木明知「麻酔科学のルーツ」(二〇〇五年、克誠堂出版)〕。成卿は一八四七年にシュレジンガーがドイツ語で書いたエーテル麻酔の本のオランダ語訳を翻訳し、一八五〇年「亜的耳吸法試説」として発表しています。亜的耳はエーテルのこと、振り仮名をつければ「アーテキル」でしょうか。一八四六年の麻酔発見からわずかの期間に、地球を西から東に回って日本に伝わっていたことになります。成卿はこの本のなかで「麻酔」という語を使ったとのことです。

戊辰戦争では、松本良順がクロロホルムを使って戦傷を治療したと吉村昭の小説のなかで書かれています。良順は長崎においてポンペの高弟として麻酔の指導も受けていたようです。戊辰戦争で青洲の麻沸散が使われたとは伝わっていません。麻沸散を使うにはかなりの修練を要したのか、青洲が使い方の難しい薬が一人歩きするのをおそれたのかはわかりませんが、麻沸散の恩恵は一部にとどまったようです。

私が麻酔を始めた頃の麻酔も今では想像すらできない状態です。麻酔に使えるのは、麻酔器と水銀の血圧計、聴診器でした。今では当たり前の心電計や人工呼吸器は各手術室に必ずしもありませんでした。心電計はあっても波形がブラウン管に安定して映らないので、あまり参考にならないものでした。麻酔薬は笑気（亜酸化窒素）、ハロタン、チオペンタール、鎮痛薬にフェンタニルとペンタゾシン。筋弛緩薬はサクシニルコリン（スキサメトニウム）が主で、パンクロニウムも使うことがありました。このなかで今も使われるのはチオペンタールとフェンタニルくらいですが、これらも斜陽気味で、新しい器械や薬剤が次々に開発されて手術室のなかは随分変わりました。今は誰が麻酔をしても「上手そう」に見える時代になりました。血圧や心拍が大きく変化せず、不整脈が出ることもまれ、筋弛緩は十分に得られ、そして手術が終わればすぐに覚醒する麻酔です。

日本の医師研修制度は、2年間の初期研修の間に救急部か麻酔科で一定期間の研修を義務づけているので、研修指定病院では絶えず研修医が麻酔をしているのはご存知でしょうか。昔は新人が入るのは春と決まっていたので、春先の手術室は点滴をするところから躓いていました。夏になるとやや安心できると言われたものです。今は極めて短期間に研修医が入れ替わり立ち替わり麻酔をしていますが、あまり手術に支障をきたすような事態には至らないようです。麻酔薬の改良とモニターの進歩が大きいと思われます。

昨年、彼の御方が心臓の手術をされましたが、そのときの執刀外科医は今やマスコミから「神の手」をもつ医師と言われています。しかし、その手術の麻酔をした医師たちがいるはずですが、話題にも上りませんでした。麻酔科をアピールする絶好の機会でしたが、誰も目を向けてくれず残念なことです。すでに麻酔科学が空気のごとく誰も意識しないレベルに達したということでしょうか。それとも、世間の人は麻酔の上手下手など手術には関係ないと思っているのでしょうか。「手術をあの先生にお願いしたい」とはよく聞きますが、「麻酔を是非あの先生に」とはあまり言われません。神の手のような外科医の手術でも、研修医が麻酔をしていることはよくあることです。神の手に手術を依頼した人は、たぶん麻酔のことなどはなから頭になかったのでしょう。

手術の結果は術後の合併症や退院までの経過、そして遠隔成績などで評価できますが、麻酔の場合はどうでしょう。麻酔の方法によって出血量が少なくなる、術後の合併症の頻度が下がる、術後の痛みが少ないなどはありますが、むしろ麻酔の良し悪しは外科医に対する安心感のような、評価のしにくい部分が大きいのではないかと思います。下手な麻酔は手術の足を引っ張るくらいの効果はあります。上手な麻酔が手術をうまくするかは定かではありませんが、外科医で「今日の手術がうまくいったのは麻酔がよかったからだ」と思うのはわずかです。

麻酔科医を旅客機のパイロットに例える人がいます。麻酔の導入覚醒時が最も忙しい麻酔科医と離着陸に神経を使うパイロットは同じというわけです。違うのは失敗しても麻酔科医自身には何事もありませんが、パイロットは自らの命を失います。また、オーケストラの指揮者に例える人もいます。オーケストラは指揮者がダメでもコンサート・マスターがしっかりしていれば、それなりの音楽になるでしょうから、この場合は下手な麻酔科医のついた手術に近いかもしれません。下手なオーケストラは、指揮者が名手でもいきなりよい音は出ないのも、麻酔科医と外科医の関係に近いかもしれません。話は変わりますが、能楽では舞台で舞うシテ方がもちろん主役です。舞台の前は一度「申し合わせ」をするだけで、出演者が集まって何度も稽古をすることはないそうです。オーケストラやオペラの舞台との違いです。シテもワキも囃子方もプロですから、それで舞台はできるのだそうです。これも「一期一会」と聞きました。おそらく麻酔科医と外科医の関係も同じで、プロ同士が一つのアートを成し遂げるのが理想だと思います。

最後に麻酔科学はこれからどうなるのでしょう。本書の最後にもあるように麻酔科学の未解決分野に麻酔のメカニズムがあります。麻酔からは誰もが覚醒し、覚醒後も障害を遺さないと考えられています。シンナー、トルエンなどと呼ばれるストリート・ドラッグは麻酔と同じように意識はなくなりますが覚醒後に人格の変化が起きることがあります。脳、神経の領域は宇宙空間よりも広いともいえ、麻酔のメカニズムを解明するのは面白い分野です。もう一つは、将来も人間が麻酔をしているだろうかということです。ロボット工学が進歩すれば、術中管理などはロボットの得意分野となり、人間の麻酔科医の仕事はなくなるのではないかと危惧するのですが、どうでしょう。

ひるがえって、「痛み」に目を向けると、われわれを取り巻く社会の複雑化に伴い、「痛み」の感じ方も変化してきています。麻酔科学がこれからの社会や文化にどのようにかかわっていくべきか、そのヒントが人と痛みがどう向きあってきたかを記した本書に見つかるかもしれません。

二〇一三年四月

西川　望

参考文献

医学と麻酔の歴史についてもっと知りたいと思われる読者のために、一般的な読み物と、私が特に参考にした文献を以下に挙げる。あらゆる歴史研究は過去の多くの研究に基づいているものであり、本書もまた例外ではない。本書が依拠する歴史文献は、私の前著『Operations Without Pain: The practice and science of anaesthesia in Victorian Britain』（Palgrave Macmillan, 2006）に網羅してある。そのため、一般の読者には入手しにくい研究論文の多くは、ここでは除外することにした。

医学史

John C. Burnham, What is Medical History? (Cambridge: Polity Press, 2005).

W. F. Bynum, Science and the Practice of Medicine in the Nineteenth Century (Cambridge: Cambridge University Press, 1993).

—— and Roy Porter (eds), Companion Encyclopaedia of the History of Medicine, 2 vols (London and New York: Routledge, 1993).

—— et al., The Western Medical Tradition, 1800–2000 (Cambridge: Cambridge University Press, 2006).

Roger Cooter and J. V. Pickstone (eds), Companion to Medicine in the Twentieth Century (London and New York: Routledge, 2003).

Anne Digby, Making a Medical Living: Doctors and Patients in the English Market for Medicine, 1720–1911 (Cambridge: Cambridge University Press, 1994).

Joan Lane, A Social History of Medicine: Health, Healing and Disease in England, 1750–1950 (London: Routledge, 2001).

J. V. Pickstone, Ways of Knowing, A New History of Science, Technology and Medicine (Manchester: Manchester University Press, 2000).

Roy Porter, Th e Greatest Benefi t to Mankind: A Medical History of Humanity (New York: W. W. Norton, 1997).

麻酔の歴史

Richard S. Atkinson and Th omas B. Boulton, Th e History of Anaesthesia (London: Royal Society of Medicine Services, 1989).

A. Barr et al. (eds), Essays on the History of Anaesthesia (London: Royal Society of Medicine Press, 1996).

Norman A. Bergman, Th e Genesis of Surgical Anaesthesia (Park Ridge, IL: Wood Library, Museum of Anesthesiology, 1998).

F. F. Cartwright, English Pioneers of Anaesthesia (Bristol and London: John Wright, 1952).

Thomas Dormandy, Th e Worst of Evils (New Haven and London: Yale University Press, 2006).

Barbara M. Duncum, Th e Development of Inhalation Anaesthesia (London: Royal Society of Medicine Press, 1994).

Richard H. Ellis, Th e Casebooks of Dr John Snow (Medical History, Suppl. 14, London, 1994).

Thomas E. Keys, Th e History of Surgical Anaesthesia (New York: Schumans, 1945).

Christopher Lawrence and Ghislaine Lawrence, No Laughing Matter: Historical Aspects of Anaesthesia (London: Wellcome Institute for the History of Medicine, 1987).

J. Roger Maltby, Notable Names in Anaesthesia (London: Royal Society of Medicine Press, 2002).

Martin S. Pernick, A Calculus of Suff ering: Pain, Professionalism and Anaesthesia in Nineteenth Century America (New York: Columbia University Press, 1985).

G. B. Rushman et al., A Short History of Anaesthesia: Th e First 150 Years (London: Butterworth Heinemann, 1996).

W. D. A. Smith, Under the Infl uence (Macmillan: London, 1982).

——, Henry Hill Hickman (Sheffi eld: History of Anaesthesia Society, 2005).

Linda Stratmann, Chloroform: Th e Quest for Oblivion (Stroud: Sutton Publishing, 2003).

Keith Sykes and John Bunker, Anaesthesia and the Practice of Medicine: Historical Perspectives (London: Royal Society of Medicine Press, 2007).

W. S. Sykes, Essays on the First Hundred Years of Anaesthesia, 3 vols. (Edinburgh: Livingstone, 1960, 1961, 1982).

Richard J. Wolfe, Tarnished Idol, William Th omas Green Morton and the Introduction of Surgical Anaesthesia, A Chronicle of the Ether Controversy (San Anselmo, CA: Norman Publishing, 2001).

第1章　夜明け前

Philippe Aries, Th e Hour of Our Death (Oxford: Oxford University Press, 1991).

Virginia Berridge and Griffi th Edwards, Opium and the People (New Haven and London: Yale University Press, 1987).

Hilton Boyd, Th e Age of Atonement: Th e Infl uence of Evangelicism on Social and Economic Th ought, 1795–1865 (Oxford: Clarendon Press, 1988).

A. S. Byatt, Unruly Times: Wordsworth and Coleridge in Th eir Time (London: Vintage, 1997).

W. F. Bynum and Roy Porter (eds), William Hunter and the Eighteenth-Century Medical World (Cambridge: Cambridge University Press, 1985).

Michael Crumplin, Men of Steel: Surgery in the Napoleonic Wars (London: Quiller Press, 2007).

J. Golinski, Science as Public Culture: Chemistry and Enlightenment in Britain, 1760–1820 (Cambridge: Cambridge University Press, 1992).

A. Hayter, Opium and the Romantic Imagination (London: Faber and Faber, 1971).

Christine Hillam (ed.), Dental Practice in Europe at the End of the 18th Century (Amsterdam and New York: Rodopi, 2003).

David Knight, Humphry Davy (Oxford: Blackwell, 1992).

Roy Porter, Th e Enlightenment (Hampshire: Macmillan, 1990).

——, Doctor of Society (London and New York: Routledge, 1992).

——, Flesh in the Age of Reason (London: Allen Lane, 2003).

Roselyne Rey, Th e History of Pain, trans. Louise Elliott Wallace, J. A.

Cadden, and S. W. Cadden (Cambridge, MA: Harvard University Press, 1995).

Peter Stanley, For Fear of Pain, British Surgery 1790–1850 (Amsterdam–New York: Rodopi, 2003).

Jenny Uglow, Th e Lunar Men: Th e Friends Who Made the Future (London: Faber and Faber, 2002).

Alison Winter, Mesmerized: Powers of Mind in Victorian Britain (Chicago: University of Chicago Press, 1998).

第2章　発見

第3章　普及

Richard S. Atkinson, James Simpson and Chloroform (London: Priory Press, 1973).
F. F. Cartwright, The Development of Modern Surgery (New York: Barker, 1968).
Kenneth Allen De Ville, Medical Malpractice in Nineteenth Century America (New York: New York University Press, 1990).
Martin S. Pernick, A Calculus of Suffering: Pain, Professionalism and Anaesthesia in Nineteenth Century America (New York: Columbia University Press, 1985).
J. A. Shepherd, Simpson and Syme of Edinburgh (Edinburgh: E and S Livingstone, 1969).
Peter Vinten-Johansen et al., Cholera, Chloroform and the Science of Medicine, A Life of John Snow (Oxford: Oxford University Press, 2003).

第4章　無痛分娩

Peter Ackroyd, Dickens (London: Guild, 1990).
Janet Browne, Charles Darwin, Voyaging (Princeton, NJ: Princeton University Press, 1995).
——, Charles Darwin, The Power of Place (London: Pimlico, 2003).
Donald Caton, What a Blessing She Had Chloroform (New Haven and London: Yale University Press, 1999).
Roger Fulford (ed.), Dearest Child: Letters between Queen Victoria and the Princess Royal, 1858–61 (London: Evans Brothers, 1964).

Judith W. Leavitt, Brought to Bed: Childbearing in America 1750 to 1950 (Oxford: Oxford University Press, 1986).

Elizabeth Longford, Victoria RI (London: Weidenfeld and Nicolson, 1964).

Irvine Loudon, Death in Childbirth: An International Study of Maternal Care and Maternal Mortality 1800–1950 (Oxford: Clarendon Press, 1992).

Ornella Moscucci, The Science of Woman. Gynaecology and Gender in England, 1800–1929 (Cambridge: Cambridge University Press, 1990).

Mary Poovey, Uneven Developments: The Ideological Work of Gender in Mid-Victorian England (London: Virago, 1989).

John Raymond (ed.), Queen Victoria's Early Letters (London: B. T. Batsford, 1963).

Elaine Showalter, The Female Malady, Women, Madness and English Culture, 1830–1980 (London: Virago, 1987).

Graham Storey and K. J. Fielding, The Letters of Charles Dickens, vol. 5: 1847–1849 (Oxford: Clarendon Press, 1981).

Dorothy Thompson, Queen Victoria: Gender and Power (London: Virago, 1990).

Martha Vicinus, A Widening Sphere: Changing Roles of Victorian Women (Bloomington, IN: Indiana University Press, 1977).

Edward Wagenknecht, Mrs Longfellow: Selected Letters and Journals (London: P. Owen, 1959).

第5章　戦場にて

Maurice S. Albin, 'The Use of Anesthetics during the Civil War, 1861–65', Pharmacy in History 42 (2000), 99–114.

Tim Coates (ed.), Florence Nightingale and the Crimea, 1854–55 (London: The Stationery Office, 2000).

Henry Connor, 'The Use of Chloroform by British Army Surgeons during the Crimean War', Medical History, 42 (1998), 161–93.

Sue M. Goldie (ed.), 'I Have Done My Duty': Florence Nightingale in the Crimean War 1854–56 (Iowa City, IA: University of Iowa Press, 1987).

J. A. Shepherd, The Crimean Doctors: A History of the British Medical Services in the Crimean War (Liverpool: Liverpool University Press, 1991).

Alexis Troubetzkoy, The Crimean War (London: Constable and Robinson, 2006).

第6章　クロロホルムと犯罪

Ian Burney, Poison, Detection, and the Victorian Imagination (Manchester and New York: Manchester University Press, 2006).

Richard Ellmann, Oscar Wilde (London: Hamish Hamilton, 1987).

Frank Mort, Dangerous Sexualities: Medico-Moral Politics in England since 1830 (London and New York: Routledge, 2000).

A. N. Wilson, The Victorians (London: Arrow Books, 2003).

第7章　変わりゆく痛みの理解

Lucy Bending, The Representation of Bodily Pain in Late Nineteenth-Century English Culture (Oxford: Oxford University Press, 2000).

Roger French, Antivivisection and Medical Science in Victorian Society (Princeton, NJ: Princeton University Press, 1975).

David Garland, Punishment and Welfare: A History of Penal Strategies (Aldershot: Gower Publishing, 1985).

Robin Gilmour, The Victorian Period: The Intellectual and Cultural Context of English Literature, 1830–1890 (London: Longmans, 1993).

Pat Jalland, Death in the Victorian Family (Oxford: Oxford University Press, 1996).

David B. Morris, Th e Culture of Pain (Berkeley and Los Angeles: University of California Press 1991).

Martin J. Wiener, Reconstructing the Criminal: Culture, Law and Policy in England, 1830–1914 (Cambridge: Cambridge University Press, 1994).

——, Men of Blood: Violence, Manliness and Criminal Justice in Victorian England (Cambridge: Cambridge University Press, 2004).

第8章　二十世紀へ、そして未来へ

twentieth century and beyond Isabelle Bazanger, Inventing Pain Medicine: From the Laboratory to the Clinic (New Brunswick, NJ, and London: Rutgers University Press, 1998).

Jennifer Beinart, A History of the Nuffi eld Department of Anaesthetics, Oxford 1937–1987 (Oxford: Oxford University Press, 1987).

Th omas B. Boulton, Th e Association of Anaesthetists of Great Britain and Ireland 1932–1992 and the Development of the Specialty of Anaesthesia (London: Association of Anaesthetists of Great Britain and Ireland, 1999).

Peter Drury, 'Anaesthesia in the 1920s', British Journal of Anaesthesia 80 (1998), 96–103.

Christopher Lawrence, 'Experiment and Experience in Anaesthesia: Alfred Goodman Levy and Chloroform Death, 1910–1960', in Christopher Lawrence (ed.), Medical Th eory, Surgical Practice: Studies in the History of Surgery (London: Wellcome Institute Series in the History of Medicine, 1992).

Jonathan Miller, 'Going Unconscious', in Robert B. Silvers (ed.), Hidden Histories of Science (New York: New York Review, 1995).

図版出典

図1　抜歯患者。(Bibliothéque Nationale, Paris, France/Archives Charmet/The Bridgeman Art Library)
図2　ウィリアム・トマス・モートンによるマサチューセッツ総合病院でのエーテル麻酔の実演（The Wellcome Library, London）
図3　トマス・ジョーンズ・バーカーが描いたジョン・スノーの肖像（原著者の厚意による）
図4　スノーのエーテル吸入器（The Wellcome Library, London）
図5　初めてクロロホルムを吸入したあと、眠りから覚めつつあるシンプソン、ダンカン、キース（The Wellcome Library, London）
図6　クロロホルム麻酔による最初の死者となったハンナ・グリーナー（Mary Evans Picture Library）
図7　万能薬エーテルは愚かさを治す（Mary Evans Picture Library）
図8　エーテルは醜さも治す（Mary Evans Picture Library）
図9　スクタリの陸軍病院でのフローレンス・ナイチンゲール（The Wellcome Library, London）

図10　石炭酸スプレーの噴霧（The Wellcome Library, London）
図11　犯罪者の新しい道具（Punch, 1851 より）
図12　麻酔下にある女性患者が直面する危険を強調した絵画（一八九六年）（英国議会図書館の厚意による）
図13　女性医師の進出。一八七二年の『パンチ』の風刺画。
図14　一八九九年、ユニヴァーシティー・カレッジ病院で手術を行う外科医リックマン・ゴドリー（The Wellcome Library, London）
図15　現代の麻酔科医は麻酔技術に支えられている。チェルシー・アンド・ウェストミンスター病院（一九九六年）。（The Wellcome Library, London）
図16　二〇〇〇年に麻酔訓練のために開発されたチェルシー・アンド・ウェストミンスター病院のバーチャル手術室「イーグル・シミュレーター」（The Wellcome Library, London）

ま 行

や 行

ら 行

わ 行

な　行

は　行

た 行

さ 行

索　引

あ 行

か 行

【原著者紹介】

ステファニー・J・スノー（Stephanie J. Snow）

マンチェスター大学科学・技術・医学史センター助教。ジョン・スノーの生涯と業績に関する論文で博士号を取得。著書に『Operations Without Pain: The practice and science of anaesthesia in Victorian Britain（痛みのない手術：ヴィクトリア時代の英国における麻酔の実践と科学)』（ポールグレイヴ・マクミラン社，2006 年）がある。19 世紀にヴィクトリア女王がレオポルド王子とベアトリス王女を出産したときに麻酔をかけたことや，ロンドンでコレラが蔓延したときにブロードストリート地区の井戸が汚染源であることを突き止めたことで知られる医師ジョン・スノーの弟の玄孫と結婚した。現在はシュロップシャーで，夫と 3 人の娘と暮らしている。

【監修者紹介】

西川　望（にしかわ　のぞむ）

1949 年生まれ

1973 年　九州大学医学部卒業。福岡大学病院外科で研修を始める

1974 年　福岡大学麻酔科助手となり麻酔を始める

1981 年　米国 NIH，Visiting Fellow として留学

1983 年　滋賀医科大学麻酔科助手，86 年同大学助教授

1989 年　外務省入省，在ナイジェリア大使館勤務（参事官兼医務官）

1991 年　芦屋市立病院麻酔科部長，その他の病院を経て

2004 年　南草津野村病院麻酔科勤務，現在に至る

資　格

医学博士（九州大学），日本麻酔科学会専門医，ペインクリニック学会専門医

趣　味

小鼓（幸流），謡，仕舞（観世流），囲碁初段，乱読とまで言えない読書，猫

【訳者紹介】

三枝 小夜子（みえだ さよこ）

東京大学物理科学科卒業・翻訳家。主な訳書に，ピーター・ベントリー『不運の方程式―あなたの「ついてない！」を科学する』（新潮社），『ラボ・ダイナミクス―理系人間のためのコミュニケーションスキル』『ゲノミクス』『ハリソン物語』『ウィリアム・オスラー　ある臨床医の生涯』（以上，メディカル・サイエンス・インターナショナル），『よくわかる　ものわすれと認知症』『よくわかる　うつ病』（以上，一灯舎）がある。

我らに麻酔の祝福あれ

人は痛みとどう向きあってきたか　定価（本体 2,800 円＋税）

2013 年 5 月 9 日発行　第 1 版第 1 刷©

著　者　ステファニー・J・スノー

監修者　西川《にしかわ》　望《のぞむ》

訳　者　三枝《みえだ》　小夜子《さよこ》

発行者　株式会社　メディカル・サイエンス・インターナショナル

代表取締役　若松　博

東京都文京区本郷 1-28-36

郵便番号　113-0033　電話（03）5804-6050

印刷：横山印刷／装丁：大前サトル

ISBN 978-4-89592-742-0　C3047